Hildegard Pflanzen Apotheke

Reinhard Schiller

Hildegard Pflanzen Apotheke

Heilpflanzen für ein gesundes Leben
Rezepte zur Herstellung von natürlichen Medikamenten
Praktische Hinweise für die Selbstbehandlung

Pattloch Verlag

Pattloch Verlag, Augsburg
© Weltbild Verlag GmbH, 1996

Umschlagfoto: Andreas Riedmiller, Oberzollhaus/Allg.
Grafische Gestaltung: Brigitte Tschöcke, Augsburg
Satz: Brigitte Tschöcke, Augsburg, gesetzt aus Palatino, 9 P.
Druck und Bindung: Bosch-Druck, Landshut
Printed in Germany

ISBN 3-629-00036-3

INHALT

7	Ursprung und Entstehung der Hildegard-Medizin
9	**Die Kultivierung der Heilpflanzen**
10	Die Zeit der Aussaat
10	Standorte der Pflanzen
11	Heilkräuterernte
12	**Unsere „Laborausrüstung"**
15	**Herstellung von Heilmitteln**
16	Pulver
17	Pflanzensäfte
17	Elixiere
17	Salben
18	Kräuterhonig
18	Pflanzenaschen und deren Laugen
19	Honigwürze
19	Ölige Auszüge
20	**Zusätze, Ausgangsstoffe, Grundstoffe zur Heilmittelherstellung**
20	Wein
20	Essig
20	Honig
21	Abgeschäumter Honig
21	Wasser
21	Olivenöl
21	Tierische Produkte
22	**Können pflanzliche Heilmittel schaden?**
25	**Pflanzen in der Verwendung als Heilmittel**
91	**Bäume und Sträucher in der Verwendung als Heilmittel**
124	**Anhang:**
124	Register
127	Bezugsquellen, Bildnachweis, Autor
128	Literaturhinweise, Nachschlagewerke

URSPRUNG UND ENTSTEHUNG DER HILDEGARD-MEDIZIN

Die hl. Hildegard von Bingen wurde im Jahr 1098 in Bermersheim bei Alzey geboren.
Sie war das zehnte und letzte Kind ihrer Eltern – Hildebert und Mechthild von Bermersheim – und – als ihr Zehent – von Geburt an Gott geweiht.
Hildegard – ein von Kindheit an schwächlicher und kränklicher Mensch – durfte vom Mutterschoß an uns verborgene Geheimnisse der Natur schauen. Wachend bei Tag und Nacht erlebte sie diese großartige Schau, ohne in Extase zu fallen. Als ihr als 15jährige bewußt wurde, daß andere Menschen diese übersinnliche Schau nicht teilten, hielt sie fortan strenges Stillschweigen.
In ihrem 43. Lebensjahr erhielt Hildegard von Gott den Auftrag, ihre Visionen nach seinem Willen niederzuschreiben. Dazu wurde ihr Volmar, ein Mönch vom Kloster Disibodenberg als Sekretär zugestellt. Die Niederschrift von SCIVIAS – Wisse die Wege – ihrer ersten Vision, beanspruchte sie zehn Jahre.
Papst Eugen III, der während der Synode von Trier – vom 30.11.1147 bis 13.2.1148 – Hildegards Sehergabe prüfen ließ, bestätigte diese und las persönlich vor Kardinälen, Bischöfen und Theologen aus ihrem Werk SCIVIAS vor.
Auf dem Kloster Rupertsberg – das Hildegard auf Verlangen Gottes gründete und in welches die Nonnen im Jahr 1147 umgezogen waren – entstanden ihre weiteren Visionen Liber vitae meritorum – Das Buch der Lebensverdienste, Liber divinorum operum – Das Buch von den Werken Gottes.

Die Biographen Hildegards – Gottfried und Theoderich – wissen noch von folgenden visionären Schriften zu berichten: ... von Briefen, Gesängen, unbekannten Schriftzeichen, Evangelienauslegungen, symbolischen Erklärungen, ... von Schriften über die Natur des Menschen (Causae et curae), über die Natur der Elemente und der verschiedenen Geschöpfe und wie durch sie dem Menschen zu helfen sei (Physica), ... und viele andere Geheimnisse.

Um 1165 gründet Hildegard das Kloster Eibingen, da das Kloster Rupertsberg keine weiteren Nonnen mehr aufnehmen konnte. In den Jahren 1158 - 1171 unternimmt Hildegard vier große Missionsreisen durch Deutschland.
Sie predigt auf Marktplätzen und in Klöstern und ruft die Menschen – verwirrt durch Irrlehrer und das Schisma der Kirche – zu Buße und Umkehr auf.

Am 17. September 1179 in der Nacht von Sonntag auf Montag stirbt Hildegard von Bingen. Bei ihrem Tod sind wunderbare Zeichen am Himmel zu sehen, durch die Gott allen sichtbar macht, daß er seine treue Dienerin zu sich – in die Ewige Herrlichkeit – heimgeholt hat.

Hildegard von Bingen beschreibt im Buch „Causae et Curae", zu deutsch „Ursachen und Behandlung (von Krankheiten)", den Ursprung, die Entstehung und die mögliche Therapie von Krankheiten. Als Ur-Ursache jeden Krankheitsgeschehens sieht sie den Sündenfall. Daraus resultieren alle nachfolgenden Krankheitsursachen und Krankheiten.

Es wäre deshalb ein Trugschluß zu meinen, alle Krankheiten, körperlichen und seelischen Beschwernisse könnten allein mit der Medizin beseitigt werden. Die Hildegard-Medizin leistet zwar Großartiges, aber ohne Religion – ohne Rückbesinnung, ohne die Erkenntnis, daß wir Geschöpfe Gottes sind und aus seiner Gnade leben dürfen – ist auch die beste Medizin nur Stückwerk. Hildegard-Medizin ohne Einbeziehung der religiösen Visions-Schriften (SCIVIAS, L. vitae meritorum, L. divinorum operum) ist wie ein Sommer ohne Regen, denn: „der Mensch lebt nicht vom Brot allein, sondern von jedem Wort aus Gottes Mund".
So bleibt auch ein Sommer ohne Regen dürr und unfruchtbar. Religion ist wie der Regen, sie nährt und erbaut die Seele des Menschen, und die Medizin ist wie der Sommer, sie sorgt dafür, daß die

Seele in und mit einem gesunden Körper ihre Arbeit verrichten kann. Und beides wird uns von Gott geschenkt, die Religion und die Medizin.

Wie Hildegard in „Causae et curae" die Krankheits-Ursachen und Therapiemöglichkeiten beschreibt, so zeigt sie uns in der „Physica", dem „Liber subtilitatum diversarum naturarum creaturarum", dem „Buch über die feinstoffliche Natur der verschiedenen Geschöpfe", die in Pflanzen, Bäumen, Elementen, Edelsteinen, Fischen, Metallen, Vögeln, Reptilien und Tieren vorkommenden feinstofflichen Kräfte und wie diese für den Menschen heilbringend eingesetzt werden können.

Diese beiden Bücher und die große Visionstrilogie Hildegards bilden die Grundlage für die Hildegard-Medizin. Doch dieser Heilmittelschatz würde vermutlich noch in den Archiven schlummern, wenn nicht Dr. med. Gottfried Hertzka sich seiner angenommen und erforscht hätte. Seinem Pioniergeist ist es zu verdanken, daß wir die Hildegard-Medizin in ihrer heutigen Form anwenden können.

Bei den meisten Hildegard-Heilmitteln bilden Pflanzen die wirksamen Bestandteile. Das hat für die Selbstherstellung von Medikamenten gewisse Vorteile:
1) manche Pflanzen sind in der freien Natur in großen Mengen vorhanden und können da gesammelt werden, ohne den Bestand zu gefährden,
2) andere breiten sich von selbst seit Jahren als „Unkraut" im Garten aus und sind somit jederzeit verfügbar,
3) einen Teil der Heilpflanzen können wir selbst in unserem Garten oder in Balkonkästen kultivieren, um sie zur Heilmittelherstellung parat zu haben.

Dadurch sind wir weitgehend unabhängig, wissen um die Herkunft, die Anbau- und Erntemethoden.
Aber wo so viele Vorteile zusammentreffen, da muß auch irgendwo ein Wurm drin sein.

Nun, ich weiß nicht, ob's wirklich ein Wurm ist oder ein Geschenk; so manche Pflanze, die wir für unsere Heilmittel benötigen, steht unter Naturschutz. Das heißt: Wir dürfen diese Pflanzen nicht aus Wildsammlungen verwenden!
Für uns bedeutet das: Wir müssen diese Heilkräuter im Garten ziehen und für ihre Vermehrung sorgen, damit wir genügend Pflanzen zur Herstellung unserer Hausmittel und zum Trocknen – für einen kleinen Vorrat – haben.
Mit überschüssigen Pflanzen können Biotope bereichert werden. Durch die Neubepflanzung mit Heilkräutern vergrößern wir die Artenvielfalt in der Natur und das Nahrungsangebot für Insekten. Somit leisten wir auch einen Beitrag zum Naturschutz.
Was für die Heilkräuter gilt, können wir ebenso auf Bäume und Sträucher übertragen. Auch hier gibt es Arten, die wir im Garten als Heilmittel-Lieferanten heimisch machen müssen, weil sie in der freien Natur nur noch sehr selten oder überhaupt nicht mehr anzutreffen sind. Sträucher und Bäume werden am besten in Form einer Hecke, z.B. an Feldrainen, auf Böschungen, am Waldrand, als Gartenhecke oder als Solitär-Gewächse angepflanzt.
Folgende Gehölze könnte man in einer „Hildegard-Hecke" anpflanzen: Ahorn, Apfelbaum, Besenginster, Birnbaum, Buchsbaum, Esche, Hainbuche, Holunder, Haselnuß, Edelkastanie, Kirschbaum, Kornelkirsche, Himbeere, Brombeere, Linde, Maulbeerbaum, Mispelbaum, Nußbaum, Pfaffenhütchen, Pflaumenbaum, Quitte, Schlehe, Johannisbeere, Stachelbeere, Speierling, Wacholder, Zypresse, Weinrebe, Tanne, Heckenrose …
Eine Mischhecke aus diesen Pflanzen verschönt unsere Kulturlandschaft, gibt Vögeln und Tieren Unterschlupf und Nistplätze und – was für uns wichtig ist – sie versorgt uns mit Heil- und Nahrungsmitteln.
Aber wir können nicht alles, was wir für unsere Heilmittel brauchen, selbst kultivieren. Manche Pflanzen stammen aus tropischen Ländern und gedeihen in unserem rauhen Klima nicht. Diese müssen wir uns in Apotheke, Reformhaus, Drogerie oder Naturkostladen besorgen.

Die Kultivierung der Heilpflanzen

Der Anbau von Heilpflanzen im eigenen Garten hat eine lange Tradition. In Kloster- und Bauerngärten wurden heilkräftige Pflanzen kultiviert und zur Herstellung von Salben, Pflastern, Tees, Tinkturen und anderem verwendet. So manche Heilpflanze wurde aus dem Ausland eingeführt und in unseren Gärten heimisch gemacht, denn der Import ausländischer Waren war teuer und eine Reise war damals beschwerlich und dauerte im Vergleich zu heute ungleich länger.

Der Heilkräuteranbau im eigenen Garten hat auch heute noch seine Berechtigung, da
- durch ökologischen Anbau die Umwelt geschont wird und qualitativ hochwertige Grundstoffe zur Eigenherstellung der Heilmittel erzeugt werden,
- sich jeder mit Heilkräutern versorgen kann, die selbst im Fachhandel nicht erhältlich sind,
- die intensive Auseinandersetzung mit der Natur und die Arbeit an der frischen Luft eine heilende Wirkung auf Leib und Seele ausübt.

Wer jedoch nicht die Möglichkeit zum Selbstanbau hat, kann sich einen Großteil der Heilkräuter in Apotheke, Drogerie, Reformhaus oder Naturkostladen besorgen.

Wer aber sein Glück mit dem Kräuteranbau versuchen will, dem sollen die nun folgenden Ratschläge eine kleine Hilfe sein. Grundsätzlich ist jeder Garten und jede Gartenerde zur Kultivierung von Heilpflanzen geeignet.

Bei vielen Heilpflanzen haben wir die Auswahl,
a) entweder sie bereits als vorgezogene Topfpflänzchen im Garten einzusetzen, was in der Regel vorzuziehen ist,
b) oder sie selbst aus Samen zu ziehen.

Die einfachere Methode ist natürlich, sich die Pflanzen in einer Gärtnerei zu kaufen und zu Hause im Garten einzusetzen. Bei der Standortwahl richten wir uns nach den Pflanzhinweisen der Gärtnerei!

Manche Heilpflanzen können auch als Balkon- oder Kübelpflanzen gehalten werden. Diese Art und die Möglichkeit dieser Kultur möge man in einer Gärtnerei erfragen.

Ungleich schwieriger ist es, Heilkräuter aus Samen zu ziehen; da aber von gewissen Pflanzen nur Samen erhältlich sind, will ich auch auf diese Art der Anzucht eingehen. Dazu soll man wissen, daß jeder Samen einen keimhemmenden Stoff enthält, der verhindert – wie der Name schon sagt –, daß der Keim im Samen zu wachsen beginnt. Wenn der Stoff unwirksam wird, beginnt der Keimling, sich zu entwickeln. Dieser Hemmstoff wird bei verschiedenen Pflanzen auf unterschiedliche Art zerstört und abgebaut.
Wir unterscheiden:
- Frostkeimer (auch als Kaltkeimer bezeichnet),
- Warmkeimer,
- Lichtkeimer und
- Dunkelkeimer.

Ein Frostkeimer braucht Temperaturen um 0° C, um das keimhemmende Hormon abbauen zu können. Es wäre aber unsinnig, eine Pflanzschale mit Frostkeimern in die Gefriertruhe (-18° C) zu stellen, weil durch diesen plötzlichen Temperatursturz – der in dieser extremen Form in der Natur niemals vorkommt – der Samen zerstört wird.
Man sät am besten im Herbst, stellt die Anzuchtschale im Winter in den Garten oder auf den Balkon und bedeckt die Erde mit Schnee.

Warmkeimer benötigen zur Entwicklung eine Temperatur zwischen 10 und 20° C. Manchen Warmkeimern schadet eine Kälteperiode nicht, bei anderen wiederum wird die Keimkraft dadurch zerstört.

Wie gehen wir nun bei der Anzucht aus Samen vor? Wir nehmen eine Anzuchtschale (Holz, Ton) und füllen sie mit feiner Gartenerde, der etwas Kompost und Sand beigegeben werden kann.

Nun verteilen wir die Samen auf die Schale.
Je nach Anzuchtanweisung wird der Samen
- auf der Erde verteilt und angedrückt (Lichtkeimer),
- verteilt und mit etwas Erde bedeckt (Dunkelkeimer),
- in kleine Furchen gelegt und mit Erde bedeckt und anschließend mit einem Wasserzerstäuber gegossen.

Manche Samen werden nur in feuchten Sand eingelegt, weil dieser die Keimung beschleunigen kann.
Winzige Samen werden vor dem Aussäen mit feinem Sand sorgfältig gemischt, um eine bessere Verteilung zu gewährleisten. Nach der Aussaat heißt es, die Erde oder den Sand stets feucht zu halten; und nun beginnt das große Warten!
Es gibt Samen, die ziemlich rasch keimen; aber es ist auch möglich, daß der Samen ein Jahr und länger in der Erde liegt, ohne ein Lebenszeichen von sich zu geben. Hier heißt es – Geduld bewahren und die Anzuchtschale nicht wegwerfen!

Nach dem Aufgehen werden die kleinen Pflanzen möglichst behutsam (am besten mit der Pinzette) in Töpfchen vereinzelt und ab Mai nach den letzten Nachtfrösten ins Freiland gesetzt. Der Boden sollte unkrautfrei gehalten werden und je nach Pflanzenart ist für eine gute Bewässerung zu sorgen.

Die Zeit der Aussaat

Für den Zeitpunkt der Aussaat erhalten wir bei Hildegard einen Hinweis:
„Was bei abnehmendem Mond geerntet und dann zur Aussaat verwendet wird, keimt und wächst zwar langsamer, bringt auch weniger Halm, liefert aber größeren Ertrag an Korn, wie wenn es bei wachsendem Mond geschnitten worden wäre."

Dieser Teil des Kapitels zeigt uns ganz klar, daß wir schon bei der Ernte des Samens auf den Mondstand achten müssen, weil dieser den Samen bereits für die nächste Vegetationsperiode vorprogrammiert.

Bei abnehmendem Mond geernteter Heilkräutersamen (auch Getreide, Blumen-, Grassamen ...) keimt und wächst langsamer, aber liefert uns wieder eine ganze Menge Samen zum Anbau für das nächste Jahr.

„Jeder Samen, der bei zunehmendem Mond gesät wird, keimt schneller, wächst rascher und bringt mehr Grünmasse."

Wenn wir viel Kraut haben wollen, müssen wir den Samen – auf dessen Erntezeitpunkt wir in den meisten Fällen ja ohnehin keinen Einfluß haben – bei zunehmendem Mond aussäen. Dasselbe gilt natürlich auch für die Einsaat von Wiesen.
Wir sehen, es gibt viele Einflüsse, die das Wachstum unserer Pflanzen beeinflussen. Nicht nur Bodenfeuchtigkeit, Temperatur und Lichtverhältnisse haben einen Einfluß auf das Gedeihen unserer Heilpflanzenkultur; auch der Mond hemmt oder fördert die Keimung und sorgt für das Wachstum!

Standorte der Pflanzen

Nicht jede Pflanze verträgt jedes Klima. Wie für die Keimung, so spielen auch für die spätere Entwicklung der Pflanzen Licht-, Boden-, Feuchtigkeits- und Temperaturverhältnisse eine wesentliche Rolle.
Pflanzen, die ihren natürlichen Standort in Wäldern haben, werden wir unter Gartenhecken, Obstbäumen oder Beerensträuchern pflanzen oder an die Nord- oder Nordwestseite von Gebäuden. Wasserliebenden Pflanzen müssen wir einen feuchten Standort geben, z.B. am Gartenteich. Sonnenliebende Pflanzen benötigen unbeschattete Stellen, z.B. an der Südseite von Gebäuden.

Heilkräuterernte

Wenn wir unsere Pflanzen im Garten kultiviert haben, müssen wir sie früher oder später ernten, um sie zur Herstellung unserer Heilmittel vorrätig zu haben.
Von den Heilpflanzen verwenden wir wie im Text (Rezept) angegeben
- das Kraut
    (alle oberirdischen Pflanzenteile: Stengel, Blätter, Blüten),
    Ernte: meist zu Beginn der Blüte
- die Blätter
    Ernte: vor oder während der Blüte
- die Blüten
    Ernte: während der Blüte
- die Blütenknospen (Apfelbaum)
    Ernte: unmittelbar vor dem Aufbrechen der Blütenknospen
- die Früchte und Samen
    Ernte: bei vollem Reifezustand
- unterirdische Pflanzenteile
    (Wurzel, Wurzelstock, Zwiebel)
    Ernte: in der Regel im Herbst oder im zeitigen Frühjahr

Alle Pflanzenteile werden entweder frisch verarbeitet (zu Salben, Elixieren, Tinkturen, Kräuterhonig …) oder getrocknet und später in Kombination mit anderen Kräutern und Zusätzen oder für sich alleine als Heilmittel zubereitet und verwendet.
Werden die Pflanzen frisch verarbeitet, dann richten wir uns bei der Ernte nach den Hinweisen Hildegards, die uns dazu folgenden Rat gibt:

„Vom Sammeln der Kräuter.
Edle und heilkräftige Kräuter, die bei zunehmendem Mond von der Erde abgeschnitten oder mit der Wurzel ausgezogen werden, sind voller Saft (und Kraft) und eignen sich daher besser zur Herstellung von Latwergen, Salben und jeglicher Arznei, als wenn man sie bei abnehmendem Mond erntet."

Diese, bei zunehmendem Mond geernteten Pflanzen und Pflanzenteile verarbeiten wir frisch in unserer Kräuterküche. Wir stellen daraus sofort das Heilmittel (Salben, Elixiere, Tinkturen, Kräuterhonig …) her und bewahren dieses bis zur späteren Anwendung auf.
Aber auch die Pflanzen, die wir trocknen wollen, ernten wir bei zunehmendem Mond, weil sie und die daraus hergestellten Medikamente heilkräftiger sind. Allerdings müssen wir bei der Trocknung besonders sorgfältig vorgehen, da das Trockengut – wie wir bei Hildegard lesen – „vollsaftig" ist. Es enthält mehr Feuchtigkeit als Pflanzenmaterial, das bei abnehmendem Mond geerntet wurde.
Um zu vermeiden, daß die zu trocknenden Pflanzenteile, ob Kraut, Blüten, Blätter oder Wurzeln, schimmelig werden, müssen wir dafür sorgen, daß wenigstens die Witterung gute Voraussetzung für die Trocknung bietet.

Deshalb sammeln wir unser Trockengut
1) bei trockenem Wetter (2 - 3 Tage regenfrei),
2) nur an sonnigen, warmen Tagen, nachdem der Tau von den Pflanzen verschwunden ist.
Die so geernteten Pflanzen werden luftig in geeigneten Räumen (luftiger, warmer Dachboden – Fenster öffnen!) oder im Freien an der Sonne oder im Schatten aufgelegt, um durch eine rasche Trocknung die gute Qualität zu erhalten.
Wurzeln werden vor dem Trocknungsvorgang sorgfältig von Erde befreit (abwaschen, abbürsten), abgetrocknet, geschnitten und so zerkleinert auf dem Trockenrahmen ausgelegt.
Bei der Trocknung wird den Pflanzen Wasser entzogen. Zu diesem Zweck ist es wichtig, daß warme, trockene Luft allseits an die Pflanzenmasse herankommt.
Zum Auslegen der Pflanzen verwenden wir einen hölzernen Rahmen, der einseitig mit einem Drahtgeflecht oder ähnlichem (Jute-, Baumwoll-, Leinengewebe oder Packpapier) bespannt ist. Die Dichte der Bespannung ist dabei so zu wählen, daß auch kleine getrocknete Pflanzenteile nicht durchfallen können. Mehrere Trocknungsrahmen können zu einem Trocknungsregal zusammengestellt werden. Je nach Machart werden die Rahmen in ein Regal geschoben oder direkt übereinander gestellt.

Zur Beschickung der Rahmen gelten folgende Richtwerte:
- Rinden und Wurzeln: nicht mehr als 1000 - 1500 g pro qm Trockenfläche
- Kraut oder Blätter: nicht mehr als 500 - 800 g pro qm Trockenfläche
- Blüten: nicht mehr als 200 - 400 g pro qm Trockenfläche

Der Trocknungsvorgang dauert – je nach Wetter und Beschaffenheit des Trockengutes – zwischen 3 und 14 Tagen im Sommer und zwischen 10 und 30 Tagen im Frühjahr und Herbst.

Es besteht auch die Möglichkeit der künstlichen Trocknung. Dabei wird angewärmte Luft (nicht über 40° C!) am Trockengut vorbeigeleitet, die das Wasser entzieht. Auf sie wird man vor allem im zeitigen Frühjahr, in regenreichen Zeiten und im Spätherbst zurückgreifen. Dazu geeignete Dörrapparate sind im Fachhandel erhältlich.

Die fertiggetrockneten Kräuter werden in Packpapiertüten, Dosen oder dunklen Gläsern an einem trockenen und temperierten Ort aufbewahrt.

Unsere „Laborausrüstung"

Zur Anfertigung von Heilmitteln benötigen wir gewisse Gerätschaften und Kenntnisse. Einen Großteil unserer Laborausstattung finden wir bereits im eigenen Haushalt, wie z.B.:
1) Kochtopf
2) Kochherd, Ofen, Feuerstelle
3) Werkzeuge zum Zerkleinern und Aufbereiten der Zutaten
4) Geräte zum Wiegen und Messen
5) Schönungsmittel
6) weitere hilfreiche und zum Teil vorgeschriebene Hilfsmittel
7) Lagerbehälter und Etiketten

1) Kochtopf
Zur Grundausstattung unseres kleinen Arzneimittellabors – wenn ich das so bezeichnen darf – gehört ein Kochtopf (oder mehrere). Dieser sollte aus Edelstahl sein, da Hildegard dem Stahl besondere Heilkräfte zuspricht.

„ ... Und wenn du den Verdacht hast, daß Speise oder Trank vergiftet sind, ..., stecke heimlich einen erhitzten Stahl hinein, und wenn Gift darin ist, dann mindert er die Giftwirkung, indem er es abschwächt."

Wir werden zwar keinen vergifteten Wein für unsere Elixiere verwenden, aber wer kann schon 100%ig behaupten, daß unsere – auch biologisch erzeugten – Weine frei von Umweltgiften sind?

Der Regen fällt auch auf den Boden ökologisch wirtschaftender Bauern – es wär schlimm, wenn's nicht so wär – und dieser trägt auch zum Schadstoffeintrag in den Boden und letztlich auch in den Pflanzenbestand bei.
Der Edelstahlkochtopf soll uns ein wenig helfen, die Wirkung der Umweltgifte abzuschwächen. Die täglichen Mahlzeiten können und sollen natürlich auch darin zubereitet werden.

2) Kochherd, Ofen, Feuerstelle
Zu Hildegards Zeiten hat es mit Sicherheit noch keinen elektrischen Küchenherd, keine Induktionsplatten und keine Mikrowelle gegeben. Wenn es irgendwie möglich ist, werden wir auf diese Kochstellen verzichten. Bei der Verwendung eines elektrischen Küchenherdes oder einer elektrischen Kochplatte läßt sich im Notfall – und wenn nicht anders möglich (Stadtwohnung, kein Kaminanschluß ...) ein Auge zudrücken. Der Mikrowellenherd ist zur Heilmittelherstellung völlig ungeeignet!
Die Heilmittel kochen wir also auf einem Holz- oder Gasofen (auch Spirituskocher).

Auch der Abbrand bestimmter Holzarten hat – so Hildegard – eine gewisse Heilwirkung auf den Menschen. Der Feuerschein von Ulmenholz hat z.B. eine lindernde Wirkung auf gichtgeplagte Menschen.

Für uns wäre aber anderes Holz viel wichtiger, nämlich das Holz von der Hage- oder Hainbuche. Hildegard beschreibt die Wirkung von brennendem Hainbuchenholz folgendermaßen:

„*Denn wenn die Hainbuche und andere Hölzer, in denen ein gewisses Gedeihen zur Schau getragen wird, ..., in einem Haus im Feuer brennen, ziehen sich dort die Luftgeister und die teuflischen Täuschungen zurück und flüchten abweisend, weil sie dort ein gewisses Gedeihen bemerken."*

Das ist der eigentliche Grund für meine Forderung, die Heilmittel auf Holzöfen zuzubereiten. Wir wissen nicht, was Hildegard unter Luftgeistern versteht, aber soviel steht fest, daß diese dem Menschen schaden und ihn täuschen wollen, und Täuschungen (Verlesen in der Rezeptangabe, falsche Zutaten, falsche Zubereitungsart) können wir bei der Arbeit nicht brauchen! Holzarten, vor denen Luftgeister reißaus nehmen, sind: Zypresse, Tanne, Ulme, Hainbuche. Diese sollen speziell zur Befeuerung dienen, wenn Heilmittel hergestellt werden. Auch kann man ab und zu ein Körnchen Weihrauch auf der Platte verräuchern lassen, weil dieser „*die Augen erhellt und das Gehirn reinigt"*. Wer braucht das nicht?
Der Weihrauch kann mit etwas Hirschhornpulver versetzt werden und hat dann folgende Wirkung:
„*Und sein Geruch, den es von der Stärke hat, die das Geweih in sich trägt, vertreibt die harten Geister und unterdrückt Zaubereien und verscheucht schlimmes Gewürm."*

Ob unter „schlimmem Gewürm" Bakterien und andere Krankheitserreger gemeint sind oder lästige Mitmenschen, die einen ständig an der Arbeit hindern, weiß ich nicht. Ich vermute aber, daß diese Weihrauchmischung eine stark desinfizierende und reinigende Wirkung hat.

3) Werkzeuge zum Zerkleinern der Zutaten
a) Kaffeemühle
Omas alte, handbetriebene Kaffeemühle wird wieder gebraucht! Und zwar zum Zerkleinern unserer Heilmittelzutaten, wie zum Beispiel getrocknete Früchte – und Wurzeldrogen, die wir mit der Kaffeemühle mahlen. Die meisten Mühlen sind verstellbar, d.h. der Feinheitsgrad des Mahlgutes kann verändert werden. Das brauchen wir, um einmal groben Schrot herstellen zu können (auch Dinkelschrot!) und zum anderen, um ganze feine Vorarbeit zu leisten, wenn bestimmte Pflanzen pulverisiert werden.

b) Reibschale oder Metallmörser (aus Edelstahl) mit Pistill
In der Reibschale werden dann die fein vorgeschroteten Pflanzenteile nochmals zerkleinert. Dies geschieht mit Hilfe des Pistills. Zum Anstoßen von Früchten (z.B. Fenchel), Wurzeln oder Frischpflanzen verwenden wir den Metallmörser.

c) Wiegemesser, Fleischwolf oder Passierstab
Um Frischpflanzen zu zerkleinern, können wir sie mit dem Wiegemesser fein wiegen – das genügt zum Beispiel für den Akeleihonig.
Zur Herstellung von Pflanzenbrei (z.B. Brennesselöl) oder Pflanzensaft (z.B. Akeleisaft) bearbeiten wir die feingeschnittenen Pflanzenteile weiter in der Reibschale oder in Metallmörsern.
Sollen größere Pflanzenmengen zerkleinert werden (z.B. bei der Herstellung der Frühjahrswermutkur) verwenden wir den Fleischwolf, Passierstab, Frischpflanzenentsafter oder ein Küchengerät mit Rotationsmesser.
Auch diese Geräte können das Pflanzenmaterial so stark zerkleinern, daß sie entsaftet werden können. Wir benutzen sie aber nur, wenn wirklich größere Mengen anfallen.
Sonst nehmen wir die Reibschale, weil die Reinigungsarbeiten z.B. am Fleischwolf ungleich länger dauern als an der Reibschale.

4) Geräte zum Wiegen und Messen
a) Waagen
Alle Waagen eignen sich – wenn sie genau sind – im Prinzip gleich gut, um die Zutaten zu unseren Heilmitteln abzuwiegen.
Es muß nicht unbedingt eine teure elektronische Apothekerwaage sein, aber eine Balkenwaage, eine Tafelwaage oder eine Waage mit Laufge-

wichten ist von gewissem Vorteil. Sie sind relativ genau und – was nicht ohne ist – sie funktionieren ohne Strom.

b) Meßbecher, Einmalspritzen, Mehrwegspritzen mit Glaszylinder, Meßzylinder
Um bestimmte Flüssigkeitsmengen abzumessen, benötigen wir das geeignete Geschirr. Kleine Mengen (1 - 50 ml) können mit einer Zylinderspritze (Spritze mit auswechselbarem, wiederverwendbarem Glaszylinder, der lange seine Dienste tut) oder mit einer Einmalspritze abgemessen werden. Auch Einmalspritzen dürfen beliebig oft wiederverwendet werden. Wir reinigen sie nach Gebrauch mit heißem Wasser.

Für Mengen von 50 - 1000 ml nehmen wir einen Meßzylinder; wenn's genau sein soll, dann muß dieser geeicht sein. In den meisten Fällen genügt jedoch ein einfacher Meßbecher, der sowieso in jedem Haushalt vorhanden ist. Manche Rezepte sind mit ungefähren Maßen angegeben; dort genügt es auch, z.B. 1 TL voll zu nehmen.

Zur Übersicht:
1 TL = ca. 5 ml
1 EL = ca. 15 ml
1 Likörglas = ca. 20 ml
1 g Wasser o. wässrige Lösung = ca. 20 Tropfen
1 g ätherisches Öl = ca. 50 Tropfen

5) Schönungsmittel
Hildegard schreibt oft in den Rezepten, daß das fertige Produkt „durch ein Tuch" gegossen werden soll. Sie beschreibt hier das Filtrieren der Elixiere zu einem „Klartrank". Wir verwenden dazu ein Edelstahlsieb (fein- oder weitmaschig) und legen das mit einer frisch gewaschenen und gebügelten Stoffwindel (oder einem anderen natürlichen, ungebleichten und ungefärbten weitmaschigen Gewebe, z.B. Baumwolle oder Leinen) aus. Das kochend heiße Elixier wird nun durch dieses Tuch gegossen und sofort heiß in sterilisierte Flaschen abgefüllt und verschlossen. Kaffee- bzw. Papierfilter sollte man nicht verwenden, da sie für die Heilwirkung benötigte Inhalts- bzw. Trubstoffe ausfiltrieren können.

6) Weitere hilfreiche und nützliche Werkzeuge

a) Kochlöffel – Eßlöffel
b) Tücher – Tinkturenpresse
c) Untertassen
d) Ziegelsteine (Biberschwanz-Dachpfannen, Schamotteplatten oder Tonscherben)

a) Den Kochlöffel brauchen wir, um unsere Elixiere umzurühren und die Kräuter im Wein zu verteilen. Mit einem Eßlöffel können wir z.B. den Honigschaum vom erhitzten Honig abschöpfen.

b) Tücher, Tinkturenpresse
Wollen wir den Saft von gewissen Pflanzen (z.B. Spitzwegerich – gegen Insektenstiche) herstellen, so müssen wir diesen aus dem vorher zerkleinerten Pflanzenmaterial (Wiegemesser, Mörser) auspressen. Das geschieht bei größeren Mengen mit Hilfe der Tinkturenpresse oder bei kleineren Mengen mit einem Tuch.
Bei der Tinkturenpresse wird mit Hilfe einer Spindel Druck auf das Preßgut ausgeübt, das in den Pressenbehälter eingefüllt wurde. Am Auslauf erscheint dann der frisch gepreßte Saft.
Beim Pressen durch ein Tuch (z.B. Taschentuch oder Leinenstoff) werden die aufs Feinste zerkleinerten frischen Pflanzenteile in die Mitte des Tuches gelegt. Daraufhin nimmt man die vier Tuchzipfel in eine Hand und dreht das Tuch mit der anderen zusammen, wodurch auf das Preßgut Druck ausgeübt wird und der Saft abläuft. Säfte werden in der Regel durch Pasteurisieren, Einfrieren oder Alkoholzusatz haltbar gemacht.

c) Untertassen oder kleine Schälchen
Diese benötigen wir, um die bereits fertig abgewogenen Kräuter bereitzustellen. So behält man den Überblick besser und sieht schneller, was noch fehlt.

d) Ziegelsteine (Biberschwanz-Dachziegel, Schamotteplatten oder Tonscherben)
Für manche Zubereitung beschreibt Hildegard, daß die Pflanzen auf einem heißen Ziegelstein getrocknet oder darauf verascht oder verräuchert werden sollen. Warum wir ausgerechnet Ziegel-

steine verwenden sollen, beschreibt Hildegard im Kapitel „Vom Schwitzbad".

„ ... Steine haben Feuer und verschiedenartige Feuchtigkeit in sich. Wenn sie ins Feuer gelegt werden, kann diese Feuchtigkeit in ihnen nicht restlos ausgetrieben werden, und es ist nicht heilsam, mit ihnen ein Schwitzbad zu machen, es ist aber viel gesünder, wenn man dazu Ziegelsteine verwendet, weil diese gebrannt und trocken sind, da ihre innere Feuchtigkeit, durch den Brand in ihnen, verzehrt und beseitigt ist."

Ziegelsteine enthalten also keine „subtile Feuchtigkeit" mehr, die dem Menschen schaden könnte!

7) Flaschen, Fläschchen, Kruken, Dosen, Tüten
Für die Aufbewahrung unserer fertigen und halbfertigen Arzneimittel nehmen wir die im einschlägigen Handel und in den Apotheken erhältlichen Behältnisse. Flaschen werden unmittelbar vor dem Befüllen mit kochend heißem Wasser ausgespült. Arzneiflaschen können mehrfach wiederverwendet werden!

- Flaschen: 500 ml für Elixiere
- Tropffläschchen mit Tropfeinsatz oder Gießrand: ca. 20 - 50 ml für Tinkturen und ölige Zubereitungen
- Kruken: 30 - 100 g für Salben und Pulvermischungen
- Packpapiertüten, Blechdosen oder Glasflaschen mit Schliffstopsel: zur Aufbewahrung der getrockneten Kräuter

8) Etiketten
Damit wir auch nach ein oder zwei Jahren wissen, was in den verschiedenen Gefäßen lagert, empfiehlt es sich, diese zu etikettieren.

Es sollten folgende Hinweise enthalten sein:
a) Was ist in der Flasche?
   (z.B. Petersilien-Honig-Wein)
b) Bei welchen Beschwerden hilft das Mittel?
   (Indikation)
c) Wann wurde die Flasche abgefüllt?
   (Herstellungsdatum)
d) Die Zusammenstellung des Mittels
   (Rezeptangabe)

HERSTELLUNG VON HEILMITTELN

Die Zubereitung und Zusammenstellung von Heilmitteln, die wir in der Fachsprache als Galenik bezeichnen, hat eine lange Tradition. Der Name „Galenik" leitet sich von dem griechischen Arzt Galenus Claudius ab, der von 129 bis 201 nach Christus gelebt hat. Sein Wirkkreis war das antike Rom. Er erwähnt als Erster pharmazeutische Präparate wie Tinkturen, Latwerge, Salben und Pflaster, deren Zusammenstellung er selbst vorgenommen und die er dann vermutlich auch selbst hergestellt hat oder herstellen ließ.

Streng genommen ist ein arzneilich wirkender Stoff noch keine Arznei. Er muß erst vorschriftsmäßig bearbeitet werden, damit er als Heilmittel eingenommen werden kann.
Dazu folgendes Beispiel:
Die ganze rohe Enzianwurzel ist noch keine Arznei! Sie muß erst in die richtige Form gebracht werden, damit wir sie anwenden können; d.h. wir müssen sie erst waschen, zerkleinern, trocknen – und im Fall der Hildegard-Medizin – pulverisieren, um das Pulver – die Arznei – als fertiges Mittel über eine Suppe gestreut, einnehmen zu können. So einfach ist das!?

Wenn auf den nächsten Seiten des öfteren der Begriff „Drogen" fällt, dann sind damit keine Rauschmittel gemeint! Als Drogen bezeichnen wir allgemein frische oder getrocknete Pflanzenteile, die wir für unsere Zubereitungen benötigen.

Noch ein paar Überlegungen, bevor wir an die Arbeit gehen:
Uns ist es anfangs schon mal aus Übereifer passiert, daß wir mit der Herstellung eines Mittels begonnen haben und dann mittendrin feststellen mußten, daß dieser oder jener Zusatz fehlte.

Um dem vorzubeugen, richten wir alle Zutaten vorher auf Untertassen oder in entsprechenden Gefäßen getrennt zurecht. So können wir uns vor Überraschungen während der Arbeit absichern. Dasselbe gilt natürlich für das benötigte Werkzeug. Auch das legen wir zurecht, bevor wir mit der Arbeit beginnen.

Nun gehen wir das Rezept in Gedanken Schritt für Schritt durch und vergleichen, ob alles zur Herstellung bereit liegt. Wenn nichts mehr fehlt, dann können wir mit der Arbeit beginnen.

Nochmal alles in Kürze:
1) Rezept aufschlagen und durchlesen (am besten den Hildegard-Text vorher lesen!).
2) Alle Zutaten abwiegen oder abmessen und mit den benötigten Utensilien griffbereit zurechtlegen.
3) Das Rezept in Gedanken Schritt für Schritt noch einmal durchgehen.

Pulver

In der Hildegard-Medizin benötigen wir eine ganze Reihe von Pulvern. Wir unterscheiden Pulver, die aus *einer* Pflanze hergestellt werden, und Pulver, die mehrere Bestandteile, also mehrere Pflanzen, enthalten.

1) Pulver, aus einer Pflanze hergestellt
Die Pflanze oder entsprechende Pflanzenteile werden zerschnitten und getrocknet. In getrocknetem Zustand werden sie durch die Kaffee- oder Körnermühle gemahlen. Häufig genügt es, das Pulverisiergut in der Mühle auf der feinsten Einstellung durchzumahlen, um ein Pulver zu erhalten, das unseren Ansprüchen genügt.

2) Pulver, die mehrere Bestandteile enthalten
Wir verfahren bei den Vorarbeiten (schneiden, trocknen …) wie beim einfachen Pflanzenpulver. Bei den Hildegard-Rezepturen unterscheiden wir verschiedene Pulverisierungsvorschriften, an die wir uns halten sollten. So heißt es zum Beispiel,
• die Pflanzen sollen zusammen pulverisiert werden. Für uns bedeutet das, daß wir die Rohstoffe mischen, bevor wir sie in der Kaffeemühle zusammen pulverisieren.
• oder: stelle ein Pulver her (pulverisiere das). Wir können verfahren wie vorhin beschrieben oder pulverisieren zuerst alle Pflanzen für sich und mischen danach die verschiedenen Bestandteile zu einem Pulver.

Wird ein Pulver aus mehreren verschiedenen Drogen oder bereits gepulverten Pflanzen hergestellt, dann müssen wir darauf achten, daß die Bestandteile einen ähnlichen Pulverisierungsgrad aufweisen, weil sich das Pulver sonst „entmischen" kann. Das bedeutet: die größeren Teile setzen sich oben ab und die feineren wandern mit der Zeit nach unten. Damit uns das nicht passiert, sieben wir die gemahlenen Pflanzenteile durch ein feines Sieb. Was im Sieb hängen bleibt, wird weiter in der Reibschale bearbeitet, bis es ebenfalls durch das Sieb fällt.

Das Mischen der Pulver
Pulver mischen wir in der Reibschale. Dabei verfahren wir wie im folgenden Beispiel:
Um eine optimale Mischung zu erreichen, geben wir zuerst die anteilmäßig kleinste Pulvermenge in die Reibschale, fügen ungefähr den gleichen Gewichtsteil des nächstgrößeren Pulverbestandteils zu und vermischen diese miteinander. Diesem Gemisch geben wir wieder ungefähr die Gewichtsmenge an Pulver zu, die sich bereits in der Reibschale befindet, vermischen und fahren in dieser Weise fort, bis alle Bestandteile miteinander vermischt sind.

Beispiel: Pulver A   7 g
          Pulver B 19 g
          Pulver C 45 g

1. Mischvorgang:
    7 g Pulver A + 7 g Pulver B
2. Mischvorgang:
    14 g Pulvergemisch + 12 g Pulver B
3. Mischvorgang:
    26 g Pulvergemisch + 26 g Pulver C
4. Mischvorgang:
    52 g Pulvergemisch + 19 g Pulver C

Während des Mischvorgangs, der jeweils ca. 3 Minuten dauern soll, kratzen wir das Pulvergemisch mit einem Löffel von Rand und Boden der Reibschale ab.

Die fertigen Pulvermischungen bewahren wir trocken in einem gut schließenden, luft- und lichtgeschützten Gefäß (braune Weithalsflaschen) auf oder verarbeiten sie zu anderen Heilmitteln (z.B. Nervenkekse) weiter.

Die Pulver werden auch nach dem Feinheitsgrad unterschieden. Man unterscheidet in der Pharmazie in der Regel 4 Feinheitsgrade der Pulverisierung, nämlich: grob, mittelfein, fein, sehr fein. Grobes Pulver kann durch ein Sieb mit einer Maschenweite von 0,8 mm, feines Pulver durch eine Maschenweite von 0,16 mm gesiebt werden. Wir nehmen grobes Pulver, wenn wir es in Elixieren und anderen Zubereitungen weiter verarbeiten (z.B. Hirschzungen-Elixier); feines Pulver, wenn es in der Rezeptur verlangt wird (z.B. Sivesan).

Pflanzensäfte

Pflanzensäfte sind die Preßsäfte von erntefrisch zerkleinerten Pflanzen.
Diese Frischpflanzensäfte werden sofort eingesetzt (z.B. Spitzwegerichsaft bei Insektenstichen) oder zur Herstellung von Heilmitteln (Salben, Elixiere …) verwendet oder mit Alkohol konserviert, um sie für einen späteren Zeitpunkt vorrätig zu haben.

Wenn wir die Pflanzensäfte selber herstellen, gehen wir folgendermaßen vor:
1) Das Sammeln der Pflanzen (siehe Rohstoffe – Pflanzen).
2) Das Sammelgut (in der Regel das Kraut) von fremden Bestandteilen (Unkräuter, Gras …) reinigen, Erde durch Abklopfen entfernen (Wurzeln waschen und abtrocknen).
3) Mit dem Wiegemesser die Pflanzenteile gut zerkleinern und anschließend in der Reibschale zerstoßen.
4) Den Pflanzenbrei entweder
a) in ein Tuch einschlagen und durch Eindrehen des Pflanzenbreis den Saft abpressen oder
b) den Pflanzenbrei in eine Tinkturpresse geben und mit dieser den Saft aus dem Pflanzenmaterial pressen.
5) Frischpflanzensaft, der nicht sofort benötigt wird, kann man einfrieren oder mit 90%igem Weingeist aus der Apotheke im Verhältnis 1:1 haltbar machen.

Elixiere

Als Elixiere bezeichnen wir Zubereitungen, bei welchen Pflanzen, Pflanzenteile, Pulver oder Pflanzensäfte in Wein oder Wasser gekocht werden. In manchen Fällen wird der Abkochung noch während des Kochvorgangs Honig, Weinessig oder ein anderer Zusatz beigegeben. In der Regel wird bei jedem Rezept im Originaltext die Herstellungsweise genau beschrieben.

Das fertige Elixier wird kochend heiß in sterile (mit kochend heißem Wasser ausgespülte) Flaschen bis zum Rand abgefüllt und sofort verschlossen. Wenn man „sauber" gearbeitet hat, dann hält sich das Elixier 1 - 2 Jahre und länger. Manche Elixiere müssen warm oder angewärmt getrunken werden (im Text vermerkt!). Für diesen Fall wärmen wir immer nur die Menge an, die wir für die Einnahme benötigen.

Salben

Als Salbengrundlage nehmen wir in der Hildegard-Medizin das Fett von Schaf, Ziege, Rind, Hirsch, Bär, Schwein sowie Kuhbutter (siehe Rohstoffe).
In der Regel werden Salben in der Reibschale mit dem Pistill angerührt. Die Innenwand der Reibschale sollte zu diesem Zweck glatt sein – im Fachhandel bezeichnet man diese Reibschalen als Fantaschalen. Ersatzweise kann man sich auch mit einer Schüssel oder einem Topf und einem Kochlöffel behelfen.

Zur Herstellung der Salben:

1) Die Salbengrundlage im heißen Wasserbad (d.h., das Gefäß, in dem die Salbe hergestellt wird, befindet sich in einem mit heißem Wasser gefüllten Topf, der auf einer Kochplatte steht) unter ständigem Rühren verflüssigen. Durch das Wasserbad vermeidet man eine zu schnelle und starke Erhitzung der Fette, da die Temperatur maximal bis zum Siedepunkt des Wassers (ca. 96 - 99° C) ansteigen kann.

2) Flüssige Zutaten evtl. leicht anwärmen, nach und nach zugeben und mit dem Fett gut verrühren. Feste Zutaten (z.B. Pulver) werden mit einer kleinen Menge flüssiger Salbengrundlage oder „Rosenolivenöl" angerührt.

3) Wenn alle Zutaten gut miteinander vermischt sind, nehmen wir den Topf aus dem Wasserbad und rühren weiter, bis die Masse erkaltet (Kaltrühren).

4) Die fertige Salbe füllen wir in Kruken ab und bewahren sie an einem kühlen Ort oder im Kühlschrank auf.

Kräuterhonig

Unter „Kräuterhonig" verstehen wir eine Zubereitung, bei der frisch geerntete und geschnittene oder getrocknete und gepulverte Kräuter in Honig eingerührt werden.
Wenn nicht anders im Rezept vermerkt, nehmen wir dazu ungekochten Honig (der nicht abgeschäumt wurde).

Zur Herstellung:
Wir stellen den Honig in ein Wasserbad und erwärmen ihn auf ca. 38 - 40° C. Dabei wird er geschmeidig.

1) Kräuterpulver in Honig: Das Pulver (Galgant, Edelkastanie) in eine Reibschale mit ca. 1 EL Honig geben. Diesen verrühren wir sorgfältig mit dem Pulver. Wenn daraus ein relativ fester Klumpen entstanden ist, geben wir weiteren Honig zu, verrühren und fahren so fort, bis der ganze Honig in das Pulver eingearbeitet ist.

2) Feingehackte Frischkräuter in Honig: Die frisch geernteten Kräuter (Akelei) mit dem Wiegemesser fein schneiden und mit einem Löffel im Honig gut verteilen. Dank der konservierenden Eigenschaften des Honigs hält sich der „Kräuterhonig" lange und kann gut eingelagert werden.

Pflanzenaschen und deren Laugen

In der Hildegard-Heilkunde werden auch Aschen bzw. Laugen, die aus der Asche bestimmter Hölzer zubereitet wurden, angewandt. Die Asche soll stets das reine Verbrennungsprodukt eben nur aus diesem oder jenem Holz sein.

• **Es gibt zwei Möglichkeiten, die Asche zu gewinnen.**
Die erste Methode besteht darin, daß man das stark zerkleinerte Pflanzenmaterial gut an der Sonne trocknet. Diese ausgetrockneten Pflanzenteile werden mit einer Gasflamme (z.B. Feuerzeug) entzündet und unter Aufsicht zur Asche verbrannt. Das kann in einem vorher sorgfältig gereinigten Gartengrill, im offenen Kamin, in einem Holz-Kohle-Küchenherd oder auf einer Stein- oder Metallplatte geschehen. Keine Anzünderwürfel, Papier oder flüssige Brennstoffe zum Entzünden des Feuers verwenden! Die Verbrennungsrückstände werden – wenn sie erkaltet sind – in der Reibschale zerkleinert und in Gläsern aufbewahrt, oder noch heiß zur Heilmittelherstellung (Rebaschenzahnpflege) verwendet.

Die zweite Methode, an die Pflanzenasche zu kommen, ist zwar zeitsparender, aber energieaufwendiger. Ich will sie hier nur beschreiben, weil so mancher nicht die Zeit hat zu warten, bis das Ausgangsmaterial gut getrocknet ist. In einen ausgesonderten, eisernen oder stählernen Kochtopf (ohne Kunststoffmaterial) geben wir das sorgfältig zerkleinerte Pflanzenmaterial.

Wegen der starken Rauchentwicklung zu Beginn der Veraschung erhitzen wir dieses im Freien auf einem Elektro- oder Gasofen auf höchster Stufe und rühren mit einem Metallöffel ab und zu um. Wenn die Rauchphase vorüber ist, beginnen die Pflanzenteile zu glühen und zu veraschen. Die Energiezufuhr kann erst gestoppt werden, wenn alle Pflanzenteile zu Asche zerfallen sind. Das geschieht umso schneller, je kleiner sie geschnitten wurden.
Die erste Methode ist jedoch der zweiten vorzuziehen.

• Laugenherstellung

Die im Rezept angegebene Aschenmenge schütten wir mit dem vorgeschriebenen Lösungsmittel (Wasser oder Wein) in eine Weithalsflasche mit Schraubverschluß, die etwa zu 3/4 gefüllt sein sollte. Nun schütteln wir ca. 1 Minute kräftig um, lassen das ganze ca. 5 Minuten absetzen und schütteln erneut durch. Um eine bessere Auswaschung der Asche zu erzielen, wiederholen wir diesen Vorgang an drei aufeinander folgenden Tagen. Nach dem letzten Umschütteln am dritten Tag lassen wir die Asche ca. 1 Stunde absetzen und gießen die überstehende Lauge vorsichtig ab.

Honigwürze

Hildegard beschreibt im Text die Honigwürze, die sie als „Trägersubstanz" zur Einnahme verschiedener Medikamente benutzt.

Eine Honigwürze stellen wir folgendermaßen her:

REZEPT

• Wasser, 1/2 ltr.
• Honig, 1 - 3 EL (je nach Geschmack)

Wir erwärmen das Wasser und lösen darin den Honig auf. Fertig ist die reine Honigwürze.

Zur Verbesserung können wir entweder Rosenblätter mitkochen oder Lakritzsaft (1/2 TL pro 1/2 ltr.) zugeben.
Wenn im Rezept ausdrücklich von reiner Honigwürze die Rede ist, so lassen wir den Lakritzzusatz weg!

Ölige Auszüge

Die Hildegard-Heilkunde kennt neben wässrigen Auszügen (Tees) auch ölige Auszüge.

Zur Herstellung nehmen wir ein Einmachglas mit Schnappverschluß und füllen es zu 3/4 mit den frischen Pflanzenteilen (Apfelknospen, Brennessel, Veilchen, Rosen). Nun Olivenöl zugießen, bis dies die Pflanzen ca. 2 Fingerbreit überdeckt.
Das ganze lassen wir 3 - 4 Wochen an einem sonnigen Platz stehen, schütteln es aber 1 x täglich durch.
Wenn der Auszug fertig ist, seihen wir das Öl durch ein Tuch oder ein Edelstahlsieb und bewahren es in lichtgeschützten Flaschen an einem kühlen Ort auf.

Tip:
Beim Apfelknospenöl wird z.B. verlangt, das Öl an der Sonne zu wärmen. Dazu empfiehlt es sich, eine Seite des Einmachglases außen schwarz zu bestreichen oder mit schwarzem Papier zu bekleben und an die Sonne zu stellen. Das Öl erwärmt sich dadurch stärker und beschleunigt den Auszugsvorgang. Infolge dessen kann sich das grünliche Olivenöl leicht braun verfärben, was aber keineswegs eine Qualitätsminderung darstellt!

ZUSÄTZE, AUSGANGSSTOFFE, GRUNDSTOFFE ZUR HEILMITTELHERSTELLUNG

Wein

Als Wein verwenden wir in der Hildegard-Medizin natürlich vergorenen Traubensaft, ohne jede andere Beimengung. Am besten ist es, Wein von einem ökologisch (biologisch) wirtschaftenden Winzer zu nehmen, da dieser
1) umweltschonend erzeugt wird (Vermeidung von Herbiziden, Pestiziden, Fungiziden, Insektiziden)
2) in der Regel verträglicher ist
3) als Heilmittelgrundlage bereits eine gewisse Freiheit von Schadstoffen mitbringt.
Andere vergorene Säfte, z.B. Johannisbeerwein, Brombeerwein, Apfelwein, Kirschwein ... usw. gelten in der Hildegard-Medizin nicht als Wein oder Weinersatz und finden keine Verwendung bei der Heilmittelherstellung!

Essig

Essig ist von Essigbakterien unter Sauerstoffeinwirkung umgesetzter Wein.

Zur Heilmittelherstellung verwenden wir ausschließlich Weinessig, der zu 100% aus umgesetztem Wein besteht. Diesen Essig besorgen wir uns im Reformhaus oder Naturkostladen. Auch hier soll man darauf achten, daß das Grundprodukt – der Wein – aus ökologisch orientiertem Anbau stammt.
Andere Essigsorten wie Branntweinessig, Obstessig, Apfelessig und Mischungen aus diesen Essigsorten oder Essig mit Kräuterzusatz (z.B. Estragon-Essig ...) verwenden wir zur Herstellung von Heilmitteln nicht!

Weinessig können wir ganz leicht selbst herstellen. Dazu benötigen wir ca. 100 ml ungeschwefelten, naturreinen Wein. (Schwefelzusatz würde die Arbeit der Essigbakterien verhindern!). Diesen erwärmen wir auf 20 - 30° C, geben 2 - 3 EL festen Sauerteig zu und lassen das Gefäß offen an einem warmen Ort stehen (über Heizkörper, in Ofennähe). Nach 1 - 2 Wochen ist der Wein von Essigsäurebakterien, die in jedem Sauerteig neben Milchsäurebakterien vorhanden sind, durchgesäuert. Dieser „Starterkultur" können wir nun ca. 1 ltr. angewärmten Wein der selben Sorte zugeben und offen (luftig) an einem warmen Ort stehen lassen. Die Essigsäurebakterien setzen den Wein um. Wir erkennen das an der „Gärungsphase", die erst aufhört, wenn der Wein vollständig zu Essig geworden ist. Auf der Oberfläche bildet sich eine weiße „Bakterienschicht", die nach vollendeter Gärung auf den Boden des Gefäßes sinkt. Dieser Weinessig kann nun zur Herstellung unserer Heilmittel und zum „Impfen" zur weiteren Umwandlung von frischem Wein verwendet werden. In jedem Fall muß der Essig stark sauer schmecken und nach Essig riechen.

Honig

Zur Herstellung von Heilmitteln verwenden wir Blüten- oder Blatthonig. Der Unterschied zwischen beiden Honigarten besteht in der Ausgangssubstanz (Nektar).

• Blütenhonig ist in der Regel aus dem Nektar von Blüten (Bäumen, Wiesenblumen, Heide ...) zusammengesetzt.
• Blatthonig (Waldhonig, Tannenhonig ...) besteht in der Grundsubstanz aus der Ausscheidung gewisser Lachnidenarten (Blattläusen), die Saft aus den Pflanzen saugen und einen „süßen Tropfen" ausscheiden, den sich die Bienen holen und zu Honig umarbeiten.

Beide Honigarten (sowohl Blüten- als auch Blatthonig) sind zur Herstellung von Heilmitteln gleich gut geeignet. Auch beim Honig müssen wir auf Qualität achten! Honig ist nicht gleich Honig! Waldhonig ist nicht besser als Blütenhonig und umgekehrt!

Mancher im Handel erhältliche Honig stammt aus dem Ausland, wird mit einheimischem Honig verschnitten (vermischt) und wird als Wiesen-, Bienen-, Schleuder- oder ähnlicher Honig angeboten. Für unsere Zwecke ist dieser Verschnitt-Honig nicht geeignet, da der Auslandshonig in den meisten Fällen hoch erhitzt wurde. Oft ist der Weg zum nächsten Imker der kürzeste und beste Weg, um an einen Honig von guter Qualität zu kommen. So hat man einen Rohstofflieferanten oft schon um die Ecke.

Abgeschäumter Honig (mel depuratum)

Als Ausgangsprodukt für unseren „gereinigten Honig" nehmen wir Blüten- oder Waldhonig vom Imker. Diesen Honig geben wir in einen Kochtopf (Edelstahltopf) und erhitzen ihn, bis er brodelt, anschließend nehmen wir den Topf von der Flamme und lassen den Honig erkalten. Der Schaum, den der Honig beim Kochen ausgeworfen hat, setzt sich wieder und bildet auf dem Honig eine dünne Schicht – etwa vergleichbar mit der Haut auf gekochter Milch. Diesen Schaum entfernen wir mit einem Löffel, einem Holzspatel, einer Feder oder ähnlichem.
Nun erhitzen wir den Honig erneut, bis er kocht, lassen ihn wieder erkalten und heben erneut den Schaum ab, und so noch ein drittes Mal. Der Honig ist gereinigt, wenn sich kein Schaum mehr bildet. Meistens genügt ein zwei- bis dreimaliges Aufkochen und Abschäumen.

Honig kann man das ganze Jahr über reinigen. Für Imker sind aber der August und September die günstigsten Monate, weil zu dieser Zeit die Einfütterung vorgenommen wird und der abgeschöpfte Schaum, der zumeist aus Eiweiß (Pollen), Wachs und anderen Honigbestandteilen zusammengesetzt ist, wieder frisch an die Bienen verfüttert werden kann.

Wasser

Als Wasser verwenden wir entweder Leitungswasser (Nitrat nicht über 20 mg/l), wenn es von guter Qualität ist oder Mineralwasser, das natrium- und kohlensäurearm sein sollte.

Olivenöl

Aus den Früchten des Ölbaumes (Olivenbaumes) ausgepreßtes Öl.

Wir besorgen uns kaltgepreßtes Olivenöl aus Naturkostladen, Reformhaus oder Apotheke. Zur Herstellung von Heilmitteln bereiten wir uns aus dem Olivenöl ein „Rosenöl" (siehe Rose) und verwenden dieses, wo im Text Olivenöl angegeben ist.
Eine andere Möglichkeit, das „Rosenöl" herzustellen, möchte ich noch anfügen. Sie ist kostspieliger, dafür aber einfacher und zeitsparender. Dazu nehmen wir 1 ltr. Olivenöl und geben diesem 2 - 3 Tropfen echtes Rosenöl (kein künstliches!) bei. Die wenigen Tropfen Rosenöl genügen!
Echtes Rosenöl ist sehr teuer und hoch konzentriert. Für 1 g echtes Rosenöl benötigt man ca. 3 - 4 kg Blütenblätter! Aus diesem Grund gehen wir mit diesem Rohstoff sehr sparsam um.

Tierische Produkte

- **Ziegentalg (-fett)**

Als Salbengrundlage verwenden wir den Talg sowohl vom Ziegenbock als auch von der Geiß und den Kitzen. Hildegard schreibt dazu:
„Auch der Talg des Ziegenbocks ist gut und heilsam und ist gut für verschiedene Heilmittel. Und die Ziege hat die gleiche Natur wie der Bock, mit dem Unterschied, daß der Bock stärker ist als die Ziege."

Ob der Bockstalg heilsamer ist als der Talg der Geiß, ist damit nicht gesagt!

- **Schafstalg (-fett)**

Wenn wir keinen Ziegentalg haben, dann weichen wir auf das Schafsfett aus, dem zwar keine heilenden Eigenschaften nachgesagt werden, das aber trotzdem zu Heilmitteln (Salben) verarbeitet werden kann. Wenn im Text „altes Fett" in der Rezeptur angegeben ist, dann nehmen wir altes (ranziges) Schafsfett oder alten Rindertalg.

- **Rindertalg (-fett)**

Da das Rind bei Hildegard als „reines Tier" beschrieben wird, können wir annehmen, daß auch der Rindertalg zur Heilmittelherstellung gut geeignet ist.

- **Hirschtalg (Rot- oder Damwild)**

Ebenfalls als Salbengrundlage (Fett) geeignet.

- **Schweinefett**

verwenden wir, wenn es in der Rezeptur speziell angegeben ist, oder wenn wir in Notzeiten kein anderes Fett auftreiben können.

- **Gänsefett:** siehe Schweinefett

- **Butter**

Wenn in der Rezeptur Butter angegeben ist, dann nehmen wir in der Regel Kuhbutter (siehe Kapitel Tanne: Erläuterung Maikuhbutter).

KÖNNEN PFLANZLICHE HEILMITTEL SCHADEN?

Wenn wir unsere Heilmittel selbst herstellen, dann haben wir auch eine gewisse Verantwortung bei der Verwendung dieser Arzneien. Wer sich dessen nicht bewußt ist, der sollte die Finger davon lassen! Außerdem sind die Heilmittel nur für unseren eigenen Hausgebrauch bestimmt!
Die gewerbsmäßige Herstellung von Heilmitteln müssen wir der Apotheke bzw. Arzneimittelfirmen überlassen, denn nur sie verfügen über die nötige Fachkompetenz und die dafür notwendige rechtliche Befugnis vom Gesetzgeber!
Wird ein Heilmittel verabreicht (Selbstmedikation), so ist es unumgänglich, die Krankheit, das Krankheitsbild vorher zu diagnostizieren (in Augenschein zu nehmen), denn:
Ohne Diagnose keine Therapie!

Zuerst muß man wissen, welche Krankheit vorliegt, dann erst kann und darf mit der Einnahme von Medikamenten begonnen werden. Deshalb soll die Diagnose stets von einem Arzt oder Heilpraktiker gestellt werden, denn selbst ist man in der Regel zu befangen und kommt durch die Vielzahl der Symptome zu einer falschen Diagnose und folglich zu einer falschen Auswahl der Heilmittel. Diese müssen aber sorgfältig ausgesucht werden und auf das Beschwerdebild passen, denn sonst hilft's nicht und – was noch schlimmer ist – kann zu allem Überfluß noch schaden, denn:

So wie wir in der Hildegard-Ernährungslehre die Behauptung „Obst und Gemüse ist gesund" nicht ohne Vorbehalte hinnehmen und propagieren können, so ist auch die Behauptung „Natürliche – sprich: pflanzliche – Heilmittel können keinen Schaden anrichten" (nach dem Motto: wenn's nichts nützt, dann kann's auch nicht schaden) mit Vorsicht zu genießen.

Wer wollte schon ernsthaft behaupten, Digitalis, Morphium, Opium und andere Präparate wären harmlos? Wohl niemand. In Tropfen- und Tablettenform sieht man es ihnen halt nicht an, daß auch sie pflanzlichen Ursprungs sind.
Diese Warnung vor sorglosem Gebrauch von Heilmitteln gilt aber nicht nur für Zubereitungen

aus sogenannten „Giftpflanzen". Auch an und für sich „harmlose Heilmittel" (Heilmittel ohne Kontraindikationen und Nebenwirkungen) können bei falschem (übermäßigem, hochdosiertem, unnötigem) Gebrauch dem Menschen mehr schaden als nützen. Die Wirkungen setzen bei diesen Mitteln nicht so drastisch ein; ebenso tritt der Schaden, wenn er auch sehr gering ist, nicht so offensichtlich zu Tage wie bei den oben genannten Präparaten.

Zu diesem Thema finden wir in Hildegards Lehrbuch „Causae et curae" folgenden Absatz:

„ … *die von Gott gewiesenen Arzneien werden dem Menschen helfen, oder er wird sterben, oder Gott will nicht, daß er von seiner Krankheit befreit werde. Denn die verschiedenen Pulver und Gewürze, die aus edlen Pflanzen bereitet werden, nützen dem gesunden Menschen nichts, wenn sie nicht ordnungsgemäß genommen werden, sondern schaden ihnen vielmehr dadurch, daß sie ihr Blut austrocknen und ihr Fleisch abmagern lassen, weil sie in ihnen die Säfte nicht vorfinden, an denen sie ihre Kräfte auslassen können. Denn sie steigern weder die Kräfte noch lassen sie das Fleisch der Menschen wachsen, sondern vermindern (zerteilen) nur die schlechten Säfte im Menschen, denen sie gegengestellt sind. Werden sie aber von jemandem genommen, so soll er dies mit dem rechten Maß und bei Bedarf vernünftig (bei gegebener Indikation) gebrauchen, und mit Brot oder in Wein oder in einer anderen Speisezutat, in nüchternem Zustand aber sparsam einnehmen, sonst beengen sie die Brust dessen, der sie einnimmt und schädigen seine Lunge und machen seinen Magen schwach, wenn sie in ihn geraten, weil sie ohne Zusatz genossen wurden. Gleichsam wie der Staub der Erde dem Menschen schadet, wenn er ihn einatmet, so bringen auch diese Kräuter dem Menschen mehr Schaden als Gesundheit, wenn er sie nicht ordnungsgemäß nimmt. Die (Gewürze) Heilmittel sollen deshalb mit dem Essen oder unmittelbar nach der Nahrungsaufnahme genommen werden, weil sie dann die Säfte der Speisen verdünnen und den Menschen befähigen, die aufgenommene Nahrung zu verdauen; davon ist der Fall ausgenommen, wenn der Mensch so geartete Leiden hat, gegen die er edle und stark wirkende Kräuter oder ein kostbares Pulver nüchtern einnehmen soll."*

Nun, was sagen uns diese Zeilen?
Im Prinzip warnen sie uns vor jeglichem Arzneimittelmißbrauch! Selbst Arzneimitteltests an gesunden Menschen gehören in die Kategorie Arzneimittelmißbrauch, geschweige denn von Tierversuchen, die für die Austestung dieser Heilmittel vollkommen ungeeignet sind. Auch pflanzliche Heilmittel können – wenn sie unvernünftig und ohne gegebenen Anlaß genommen werden – dem Menschen schaden, wie wir lesen. Bei richtiger Indikation und im rechten Maß genommen können sie aber in kurzer Zeit den Menschen heilen! Die Heilmittel der Hildegard-Medizin sind also in der Regel keine Präventivmittel, die man aus übertriebener Angst vor Krankheiten einnimmt oder weil sie gut schmecken.

Die Krankheit, die schlechten Säfte oder wie immer man den „von der Gesundheit abweichenden" Zustand nennen will, muß im Körper vorhanden sein, weil die Heilmittel sonst keinen Angriffspunkt haben, an dem sie ihre Kräfte sinnvoll auslassen können. Wenn diese „überschüssigen Kräfte" nicht gezielt gelenkt werden (durch vernünftigen Gebrauch und richtige Indikation), dann werden diese Mittel im Körper zu Randalierern und Rowdies und greifen den gesunden Körper an.

Also – Hände weg von Medikamenten, die wir nicht brauchen,
1) helfen sie nicht, weil sie die schlechten Säfte nicht vorfinden, die sie bekämpfen sollen,
2) bewahren sie niemanden vor eventuellen späteren Krankheiten, weil sie immer nur das aktuelle Krankheitsgeschehen im Körper regulieren können.
(Ein gesunder Mensch, der z.B. das Hildegard-Krebsmittel einnimmt, gewinnt keine Immunität gegen Krebs, sondern schädigt sich dadurch, weil das Heilmittel keine Krebszellen vorfindet, die es „bekriegen" soll, sondern gesundes Gewebe angreifen kann!)
3) schaden sie dem, der sie einnimmt, weil sie ihre Kräfte an gesunden Organen auslassen und diese schädigen können (evtl. Änderung des Blutbildes).

Die Hildegard-Heilkunde kennt aber einige Medikamente (z.B. Frühjahrswermutwein, Fenchelmischpulver, Goldkur, Lattichmischpulver), die man auch als gesunder Mensch einnehmen kann, weil diese
1) die Gesundheit erhalten und stabilisieren,
2) vor Krankheit bewahren,
3) Krankheiten aus dem Menschen vertreiben.

Lassen wir also auch immer unseren gesunden Menschenverstand bei der Auswahl unserer Medikamente mit entscheiden, damit wir vor Schaden bewahrt bleiben.

Noch ein kleiner Hinweis zum Gebrauch des Buches:

Die Einteilung der Gewächse in Pflanzen und Bäume wurde nicht nach eigenen Vorstellungen vorgenommen, sondern lehnt sich an die Einteilung in der „Physica" an. So finden sich auch im Pflanzenteil Bäume, wie z.B. der Zimtbaum, Sträucher, wie z.B. der Rosenstrauch, und Stauden, wie z.B. der Ingwer und andere mehr. Ebenso ist es im Baumteil. Auch hier finden sich neben Bäumen Sträucher wie Schlehe, Kornelkirsche und Mispel. Auch der Weinstock ist im Baumteil zu finden. Eine Abänderung zur „Physica" stellt lediglich die Ordnung in alphabetischer Reihenfolge dar.
Sollte man eine gewisse Pflanze suchen, so ist diese in der Auflistung am Anfang jedes Teiles nachzuschlagen.

Pflanzen in der Verwendung als Heilmittel

27 Akelei
28 Alant
29 Aloe
30 Andorn
31 Aronstab
32 Bachbunge
33 Beifuß
34 Bertram
35 Betonie
36 Bohne
37 Brennessel
38 Brombeere
39 Brunnenkresse
40 Dinkel
41 Diptam
42 Eisenkraut
43 Enzian, gelber
44 Fenchel
45 Flohkraut
46 Galgant
47 Gerste
48 Gewürznelke
49 Gundelrebe
50 Habichtskraut
52 Hirschzunge

54 Ingwer
56 Königskerze
57 Kubebe
58 Lein
59 Liebstöckel
60 Lungenkraut
61 Meisterwurz
62 Mohn
63 Muskatnuß
64 Muskateller Salbei
65 Mutterkümmel
67 Petersilie
68 Quendel
69 Rainfarn
70 Raute
71 Ringelblume
72 Rose
73 Salbei
74 Sanikel
76 Schafgarbe
77 Schlüsselblume
78 Schöllkraut
79 Schwertlilie
80 Sellerie
81 Speik-Lavendel
82 Süßholz
83 Veilchen
84 Wegerich
85 Weizen
86 Wermut
88 Ysop
89 Zimt
90 Zitwer

Akelei
(Aquilegia vulgaris)

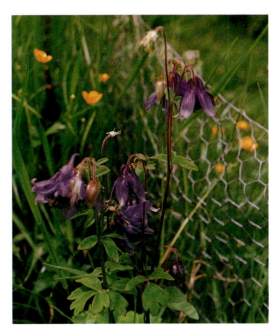

Alle wildwachsenden Pflanzen sind geschützt!

Die ausdauernde Pflanze wird 40 - 80 cm hoch, liebt sonnige Lagen und bevorzugt einen mäßig feuchten Standort. Sie blüht von Mai bis Juli. Die Blütenfarbe reicht von blau über dunkelviolett bis ins rötliche.
Akeleipflanzen kann man in jeder Gärtnerei kaufen oder selber aus Samen ziehen.

Verwendung: Akeleikraut
Ernte: vor und während der Blüte

„Die Akelei ist kalt ... Aber auch wer viel Schleim auswirft, der beize Akelei in Honig und esse sie oft, und der Schleim nimmt ab und sie reinigt ihn so."

Indikation:
Mandelentzündung, Bronchitis, Verschleimung der Lunge, Katarrh der oberen Luftwege, Schnupfen

Rezept

- Akeleiblätter (und -blüten), ca. 50 Stück
- Honig, 500 g

Das Akeleikraut mit dem Wiegemesser fein schneiden und in den Honig einrühren.
Von diesem „Akeleihonig" mehrmals tägl. 1 TL voll auf der Zunge zergehen lassen.

„Aber wer Fieber hat, der zerstoße Akelei und seihe ihren Saft durch ein Tuch, und diesem Saft gebe er Wein bei, und so trinke er oft, und es wird ihm besser gehen."

Indikation:
Fieber, bei fiebriger Erkältung als unterstützendes Heilmittel

Rezept

- Akeleisaft, 1/2 TL
- Wein, 1/8 ltr.

1/2 TL Akeleisaft in ein Glas geben und mit Wein verdünnen. Von diesem Akelei-Wein trinken wir täglich 3 - 5 mal je ein Likörglas voll.

> Akeleisaft kann mittels Alkohol haltbar gemacht werden und ist so jederzeit verfügbar.

Alant
(Inula helenium)

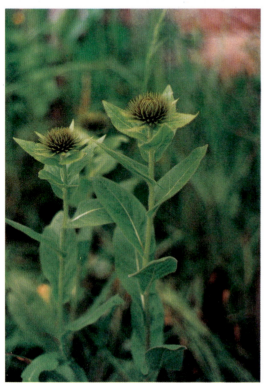

Die ausdauernde Pflanze wird 120 cm – in seltenen Fällen 200 cm – hoch, liebt sonnige Lagen und benötigt einen mäßig feuchten Standort. Der Alant zeigt seine gelben Blüten von Juli bis in den Oktober.

Verwendung: Alantkraut
Ernte: vor und während der Blüte

Verwendung: Alantwurzelstock
Ernte: Herbst oder zeitiges Frühjahr

Indikation:
Eitrige Lungenentzündung, Tbc, Migräne, als Augenheilmittel

Rezept

- Alantwurzel, ca. 50 g
und/oder Alantkraut, 30 g
- Wein, 1 ltr.

Frischen oder getrockneten Alant in Wein legen, evtl. einen Tag ziehen lassen. Nicht abseihen! Von diesem Alantwein nehmen wir vor und nach jeder Mahlzeit 1 - 2 EL voll, je nach Krankheitszustand.

Den Alantwein trinken wir nur, wenn dies unbedingt nötig ist, also bei bereits bestehendem eitrigem Lungenleiden, Tbc und Migräne. Wenn die Krankheit ausgeheilt ist, hören wir sofort mit der Einnahme auf, da dieser „Kräuterwein" nicht nur heilen, sondern – wenn er falsch angewendet wird und bei Dauergenuß – auch schädigen kann, wie der Hildegard-Text angibt.

Es ist ratsam, im Sommer Alantkraut und im Herbst Alantwurzel auf Vorrat zu trocknen, da der Alantwein stets frisch zubereitet werden muß.

„Der Alant ist von warmer und trockener Natur und hat nützliche Kräfte in sich. Und das ganze Jahr über kann er sowohl getrocknet als auch frisch (grün) in reinen Wein gelegt werden. Aber nachdem er sich im Wein zusammengezogen hat, schwinden die Kräfte in ihm, und dann soll er weggeworfen und neuer eingelegt werden. Und wer in der Lunge Schmerzen hat, der trinke ihn täglich mäßig vor dem Essen und nach dem Essen, und das Gift – das ist der Eiter – nimmt er aus seiner Lunge weg, und er unterdrückt die Migräne und reinigt die Augen. Aber wenn jemand ihn häufig so trinken würde, den würde er wegen seiner Stärke schädigen. Wenn du aber keinen Wein hast, um ihn einzulegen, dann mach mit Honig und Wasser eine reine Honigwürze und lege den Alant ein und trinke, wie oben gesagt wurde."

Aloe
(Aloe ferox)

„Der Saft dieses Krautes ist warm und hat große Kraft. ... Und wer Gelbsucht hat, der lege Aloe in kaltes Wasser, und morgens sowie wenn er schlafen geht, trinke er es, und dies tue er drei- oder viermal, und er wird geheilt werden."

Indikation:
Gelbsucht

Rezept

- Aloe grob gepulvert, 2 g (4 Päckchen zu je 0,5 g)
- Wasser, ca. 150 ml

0,5 g Aloepulver in ein Glas geben, ca. 150 ml Wasser vorsichtig darübergießen und über Nacht stehen lassen.
Am nächsten Morgen vorsichtig abgießen – ohne den Bodensatz aufzuwirbeln – und von diesem Aloewasser jeweils die Hälfte am Morgen (vor oder nach dem Frühstück) und am Abend (vor dem Schlafengehen) trinken.
Die Anwendung 3 - 4 Tage lang durchführen.
Es ist verblüffend, wie schnell die Gelbfärbung zurückgeht; meistens ist nach 2 - 3 Tagen keine Gelbfärbung mehr erkennbar.

Sollte die Gelbsucht auf einen Gallengangverschluß (Stein oder Schwellung, evtl. Tumor) zurückzuführen sein, so muß dieses Leiden behandelt werden, da hier das Aloe-Wasser keinen Erfolg bringt.

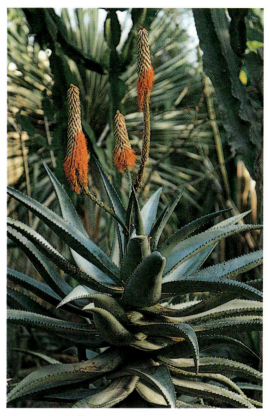

Die Aloe ist ein ausdauernder Halbstrauch, der ca. 60 cm hoch wird, sonnige Lagen und einen trockenen Standort liebt. Da die Pflanze frostempfindlich ist, benötigt sie einen Winterschutz. Meist wird sie als Kübelpflanze gehalten und im Haus (evtl. Wintergarten) überwintert.

Verwendung: Aloeblätter
Ernte: während der Vegetationsperiode

Aloe darf nicht während der Schwangerschaft, Stillzeit oder während der Menstruation, bei Hämorrhoiden oder Nierenschäden angewendet werden.

Andorn
(Marubium vulgare)

Alle wildwachsenden Pflanzen sind geschützt!

Die ausdauernde Pflanze wird 30 - 60 cm hoch, liebt sonnige Lagen und einen mäßig feuchten Standort. Die weißen Blüten, die sich von Juni bis August zeigen, liefern Bienen und anderen Insekten Nektar und Blütenpollen.

Verwendung: Andornkraut
Ernte: vor und während der Blüte

„Der Andorn ist warm und hat genug Saft, und er hilft gegen verschiedene Krankheiten … Und wer in der Kehle krank ist, der koche Andorn in Wasser und seihe jenes gekochte Wasser durch ein Tuch und er füge zweimal soviel Wein bei, und er lasse es nochmals in einer Schüssel aufkochen unter Beigabe von genügend Fett, und so trinke er es oft, und er wird in der Kehle geheilt werden."

Indikation:
Mandel-, Rachen- und Halsentzündungen
(Scharlach? Kehlkopfentzündung?)

Rezept

- Andornkraut, 1 EL
- Wasser, 1/8 ltr.
- Wein, ca. 1/4 ltr.
- Butterschmalz, Butter oder Sahne, 1 - 2 EL

Andornkraut im Wasser ca. 5 Minuten lang kochen, abseihen. Diesem „Andorntee" geben wir die doppelte Menge Wein und das Schmalz zu und lassen noch einmal kurz aufkochen. Die Suppe bereiten wir uns 2 mal täglich frisch zu und trinken sie gut warm.
Sie schmeckt sehr bitter, hilft aber bei Entzündungen im Rachenraum ganz hervorragend, wie ich aus eigener Erfahrung berichten kann.

Bei Halsentzündung in Begleitung mit Husten können wir die Andornsuppe mit einer weiteren Andornrezeptur kombinieren.

„Aber auch wer Husten hat, der nehme Fenchel und Dill im gleichen Gewicht und füge ein Drittel Andorn bei, und er koche das mit Wein, und dann seihe er es durch ein Tuch und trinke es, und der Husten wird weichen."

Rezept

- Fenchelkraut, 15 g
- Dillkraut, 15 g
- Andornkraut, 10 g
- Wein, 1 ltr.

Die Kräutermischung ca. 5 Minuten in Wein kochen, abseihen und heiß in Flaschen abfüllen.

Von diesem Hustenwein nehmen
Erwachsene: 3 x täglich ca. 1/16 ltr.,
Kinder: 3 x täglich 1 TL bis 1 EL, je nach Alter.

Vor jeder Einnahme soll der Wein etwas angewärmt werden, niemals den Hustenwein (aus dem Kühlschrank) kalt trinken.

Aronstab
(Arum maculatum)

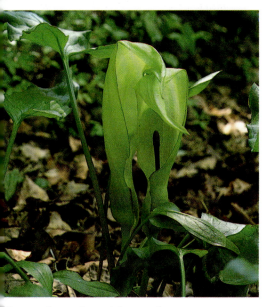

Verwendung: Aronstabwurzel
Ernte: August - Oktober

„Aber auch ein Mensch, der ein schleimiges Fieber im Magen hat, aus dem verschiedenartiger Schüttelfrost erwächst, der koche die Wurzel des Aronstabs in einem Wein, und dann lasse er es abkühlen, und dann tauche er einen erhitzten Stahl in diesen Wein, und wärme ihn so wieder, und so warm trinke er dies, und es nimmt den Schleim, der in seinem Magen ist (und) das Fieber von ihm weg, wie das Feuer den Schnee zum Schmelzen bringt. Und ein Mensch, in dem die Melancholie wächst, der hat ein finsteres Gemüt und ist immer traurig. Und dieser trinke den Wein mit der gekochten Aronwurzel, und er mindert die Melancholie in ihm, das heißt, sie verschwindet, wie auch das Fieber."

Indikation:
Magenverschleimung, Gastritis, Dyspepsie, Melancholie, Depression, Schwermut, klimakt. Verstimmung, Reizbarkeit

Der Aronstab ist zwar in der „Roten Liste gefährdeter Farn- und Blütenpflanzen Bayerns" in der Neubearbeitung von 1986 nicht enthalten, aber sein Bestand ist stark rückläufig. Daher sollte er zur Heilmittelgewinnung ausschließlich im Garten kultiviert werden.

Die ausdauernde Pflanze wird 15 - 40 cm hoch und bevorzugt schattige bis halbschattige, mäßig feuchte Lagen. Der Aronstab blüht von April bis Juni. Die Blüten sind am unteren Teil eines keulenförmigen Kolbens und werden von einem grünweißen Hüllblatt umgeben. Die reifen Früchte des Aronstabes leuchten scharlachrot. Er kann z.B. als Bodendecker an der Nordseite von Häusern angepflanzt werden.

Vorsicht! Aronstab zählt zu den Giftpflanzen, man sollte deshalb vorsichtig mit ihm umgehen. Der Anbau in der Nähe von Kinderspielplätzen muß in jedem Fall vermieden werden, da seine roten Beeren Kinder zum Genuß verleiten könnten.

Rezept

- Aronstabwurzel, ca. 5 g
- Wein, 1 ltr.

Aronstabwurzel 10 Minuten in Wein kochen, abkühlen lassen, anschließend einen erhitzten Stahl in den Kräuterwein tauchen.
Von diesem Aronstabelixier nehmen wir – je nach Schwere der Erkrankung – 2 - 3 mal täglich 1 - 2 Likörgläser voll ein.

Wenn diese Zubereitung in einem Edelstahlkochtopf hergestellt wurde, braucht man den erhitzten Stahl nicht mehr in den Kräuterwein tauchen. Vorsichtshalber stecken wir aber doch einen erhitzten Stahlstreifen (V2A) in den Wein.

Bachbunge
(Veronica beccabunga)

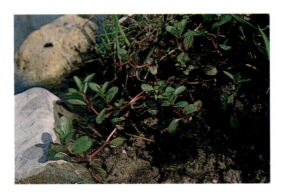

Die ausdauernde Pflanze erreicht eine Höhe von 20 - 60 cm, sie bevorzugt sonnige Lagen am Ufer fließender Gewässer. Am besten gedeiht sie auf schlammigem Untergrund. Ihre blauen Blüten erscheinen von Mai bis August. Die Bachbunge kommt häufig am Ufer kleiner, unbegradigter Bachläufe mit nährstoffreichem Wasser vor.

Verwendung: Bachbungenkraut
Ernte: während der Vegetationsperiode

„Die Bachbunge ist von warmer Natur, und wer daraus ein Mus (Spinat) kocht unter Beigabe von Fett oder Öl und sie so ißt, der erleichtert seinen Bauch durch Abführen wie mit einem Trank. Und auch die Gicht unterdrückt sie, wenn man sie ißt."

Indikation:
Verstopfung, Verdauungsstörungen, Hämorrhoiden, Rheuma, Gicht

Rezept

• frisches Bachbungenkraut

Bachbungenkraut in Butter oder Öl (Sonnenblumenöl) dünsten und als Spinat servieren.

Beifuß
(Artemisia vulgaris)

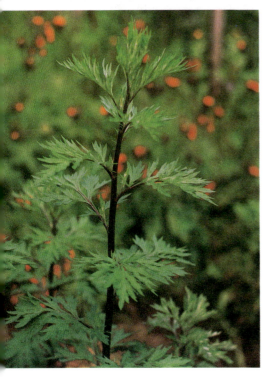

Die ausdauernde Pflanze wird bis zu 200 cm hoch. Sie wächst in sonnigen Lagen sowie im Halbschatten und stellt keine besonderen Ansprüche an den Standort. Der Beifuß kommt in der freien Natur sehr häufig vor, z.B. an Bahndämmen, Schuttplätzen, an Bachufern sowie an Waldrändern. Die gelblichen, unscheinbaren Blüten erscheinen von Juli bis September.

Verwendung:
Beifußblätter und Beifußblütenrispen
Ernte:
während der Vegetationsperiode

„Aber wenn jemand ißt und trinkt und davon Schmerzen leidet, dann koche er mit Fleisch oder mit Fett oder in Mus oder in einer anderen Würze und Gemisch den Beifuß und esse ihn, und diese Fäulnis, die er sich durch frühere Speisen und Getränke zugezogen hat, nimmt er weg und vertreibt sie."

Indikation:
Verdorbener Magen, Magenschleimhautentzündung

Rezept

• frisches oder getrocknetes Beifußkraut

Als Gewürz in Fleisch- oder Gemüsegerichten oder in Fett (Butter) gedünstet als Spinat. Zur Spinatbereitung kann man nur frischen Beifuß verwenden.

„Der Beifuß ist sehr warm, und sein Saft ist sehr nützlich, und wenn er gekocht und in Mus gegessen wird, heilt er kranke Eingeweide, und er wärmt den Magen."

Indikation:
Verdauungsstörungen, Magenschmerzen, Resorptionsstörungen

Rezept

• frische Beifußblätter und -blütenrispen

Blätter und Blütenrispen dünsten und als Spinat zubereitet servieren. Kann auch als Beilage gegessen werden.

Bertram (Anthensis pyrethrum, Anacyclus pyrethrum)

„Der Bertram ist von gemäßigter und etwas trockener Wärme, und diese rechte Mischung ist rein und erhält gute Frische. Denn für einen gesunden Menschen ist er gut zu essen, weil er die Fäulnis in ihm mindert und das gute Blut in ihm vermehrt und einen klaren Verstand im Menschen bereitet. Aber auch den Kranken, der schon fast in seinem Körper gestorben ist, bringt er wieder zu Kräften, und im Menschen schickt er nichts unverdaut heraus, sondern bereitet ihm eine gute Verdauung. Und einem Menschen, der viel Schleim in seinem Kopf hat und der ihn häufig ißt, dem mindert er den Schleim in seinem Kopf. Aber auch häufig genossen, vertreibt er die Brustfellentzündung aus dem Menschen und er bereitet reine Säfte im Menschen und macht seine Augen klar. Und auf welche Weise er immer gegessen wird, trocken oder in einer Speise, ist er nützlich und gut, sowohl für den Kranken wie auch für den gesunden Menschen. Denn wenn ein Mensch ihn oft ißt, vertreibt er von ihm die Krankheit und verhindert, daß er krank wird. Daß er beim Essen im Mund die Feuchtigkeit und den Speichel hervorruft, kommt daher, daß er die üblen Säfte herauszieht."

Die ausdauernde Pflanze hat eine bis 30 cm lange spindelförmige Wurzel. Der Bertram – als südeuropäische Pflanze – liebt sonnige Lagen. Die Blütenköpfchen ähneln den Kamillenblüten; die Zungenblüten sind jedoch an der Unterseite rot gestreift.

Verwendung: Bertramwurzel
Ernte: im Herbst

Verwendung: Bertramkraut
Ernte: vor und während der Blütezeit

Indikation:
Blutreinigend, stärkt den Verstand, kräftigend, verdauungsfördernd, Verschleimung im Kopf (Schnupfen, Katarrh), Brustfellentzündung, Augenmittel, vorbeugend gegen Krankheiten, Resorptionsstörungen

Rezept

- Bertramkraut oder -wurzel oder Bertrampulver

Als Gewürz verwenden (z.B. in Suppen, Saucen, Salaten). Kann bei jeder Art von Krankheit als unterstützendes Mittel mit eingenommen werden, z.B. bei Schnupfen, Katarrh, Verdauungsstörungen …

2 - 3x täglich 1 TL Bertrampulver pur oder auf einem Stück Brot

Betonie (Betonica officinalis, Stachys officinalis)

„Das Betonienkraut ist warm und bezeichnet in sich die Zeichen der Wissenschaft des Menschen mehr als andere Kräuter wie auch häusliche und reine Tiere mehr mit dem Menschen verkehren als wilde … Und wen oft falsche Träume plagen, der habe Betonienkraut bei sich, wenn er abends schlafen geht und wenn er schläft, und er wird weniger falsche Träume sehen und spüren."

Indikation:
Alpträume, schlechter Schlaf, Schlafstörungen

REZEPT

- frisches oder getrocknetes Betonikakraut

Das Betonikakraut hautnah am Körper tragen.

Getrocknetes Betonikakraut kann als Füllung für ein Kräuterkissen verwendet werden. Dazu nimmt man einen relativ weitmaschigen Bezug und füllt ihn mit Betonikakraut. Auch ein ausgedienter Damen-Feinstrumpf erfüllt zu diesem Zweck noch seinen Dienst.
Der Staub des getrockneten Betonikakrauts darf und soll sogar durch den Bezug ausstauben und auf die Haut des Schläfers gelangen.

Der Heilziest ist eine ausdauernde Pflanze und wird 30 - 80 cm hoch. Sie gedeiht im Halbschatten besser als in der prallen Sonne und benötigt feuchte Standorte, die im Sommer etwas abtrocknen dürfen. Die Betonie, Heil-Batunge oder Heilziest – wie sie auch genannt wird – blüht von Juni bis August. Die zart roten Blüten werden von Bienen und anderen Insekten gerne beflogen.

Verwendung: Betonikakraut
Ernte: vor und während der Blüte

„ … Eine Frau, die zu unrechter Zeit an zu starkem Monatsfluß leidet, der auch unregelmäßig ist, lege das Betonienkraut in Wein, damit er davon den Geschmack annimmt, und sie trinke oft, und sie wird geheilt werden …"

Indikation:
Menstruationsstörungen, häufige, starke und unregelmäßige Blutungen

REZEPT

- Betonikakraut, ca. 20 g
- Wein, 1 ltr.

Betonikakraut in Wein geben und abseihen, wenn der Wein etwas Betonikageschmack angenommen hat (ca. 2 Tage), davon täglich 2 - 3 x ein Likörglas voll trinken.
Den Betonikawein nimmt man so lange, bis sich der Zyklus wieder normalisiert hat.

Sollten Medikamente (Hormone) die Zyklusstörungen verursachen, so sind diese vorher abzusetzen. In diesen Fällen regelt sich der Zyklus meist von allein.

Bohne
(Vicia faba, Phaseolus vulgaris)

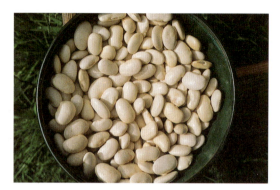

Die einjährige Pflanze wird als Busch- oder Stangenbohne gezogen und erreicht eine Höhe von 40 - 300 cm. In sonnigen Lagen wächst sie auf guter Gartenerde sehr gut und trägt viele Fruchthülsen, welche die Früchte – die Bohnen – enthalten. Es gibt viele verschiedene Züchtungsformen unter den Bohnen. Ihre weißen oder roten Blüten zeigt sie von Juni bis September.

Verwendung: Bohnenkerne
Ernte: August

„Die Bohne ist warm, und für gesunde und starke Menschen ist sie gut zu essen … Aber wer Schmerzen in den Eingeweiden hat, der koche die Bohne in Wasser unter Beigabe von etwas Fett oder Öl, und nach Entfernen der Bohne schlürfe er die warme Brühe. Dies tue er oft, und es heilt ihn innerlich."

Indikation:
Bauchschmerzen, Eingeweideschmerzen

Rezept

- Bohnenkerne, 100 g
- Wasser, 1 ltr.
- Butter, 2 EL

Die Bohnen ca. 30 Minuten in Wasser kochen und am Schluß der Kochzeit die Butter zugeben. Mit Salz, Muskatnußpulver oder Bertram würzen. Die Bohnen abseihen und die Brühe ohne Bohnen 1 - 2 x täglich schlürfen.
Ein Heilmittel, das in jedem Garten wächst, man muß nur warten, bis die Bohnenkerne reif sind.

Brennessel
(Urtica dioica, Urtica urens)

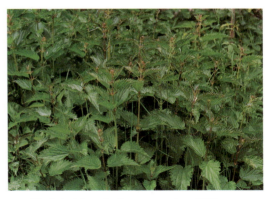

Die große Brennessel ist eine ausdauernde Pflanze und wird bis zu 120 cm hoch, die kleine Brennessel ist einjährig und erreicht nur etwa 40 - 50 cm. Beide Arten wachsen auf beinahe jedem Boden, stellen an die Lichtverhältnisse keine besonderen Ansprüche und dienen auch Insekten als Nahrung. Die Blüte dauert von Juli bis September.

Verwendung: Brennesselkraut, frisches
Ernte: April - Mai

„Aber wenn sie frisch aus der Erde sprießt, ist sie nützlich für Speisen, wenn sie gekocht wird, weil sie den Magen reinigt und den Schleim aus ihm wegnimmt."

Indikation:
Magenverstimmung, Magenverschleimung, Frühjahrskur

Rezept

- frische Brennesselblätter
- Butter
- Salz, Knoblauch, evtl. Rahm

Frische Brennesselblätter (Menge je nach Anzahl der Personen) blanchieren und pürieren, kurz in Butter dünsten, mit Salz, Knoblauch oder Rahm abschmecken.

Als Frühjahrskur:
Ca. 3 x wöchentlich eine kleine Portion als Beilage essen.

„ … Und ein Mensch, der gegen seinen Willen vergeßlich ist, der zerstoße die Brennessel zu Saft und füge etwas Olivenöl hinzu, und wenn er schlafen geht, salbe er damit seine Brust und die Schläfen, und dies tue er oft, und die Vergeßlichkeit in ihm wird gemindert werden."

Indikation:
Vergeßlichkeit, Konzentrationsschwäche

Rezept

- frisches Brennesselkraut, 30 g
- Olivenöl, 20 g

Das junge Brennesselgrün in der Reibschale oder mit einem elektrischen Passierstab zu einem feinen Pflanzenbrei verreiben und mit dem Olivenöl vermischen und in einem Glasfläschchen aufbewahren.
Mit diesem „Gedächtnisöl" reibe man sich abends vor dem Schlafengehen
1) das Brustbein,
2) die beiden Schläfen
mit je ein paar Tropfen kräftig ein.

Brombeere
(Rubus fruticosus, Rubus caesius)

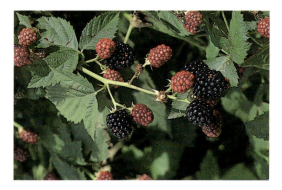

Die ausdauernde, schlingend wuchernde Pflanze wird bis zu 10 m lang. Sie bildet Wurzelableger und vermehrt sich auf diese Weise. In der freien Natur kommt sie an Waldrändern und in Hecken vor, wo sie von Mai bis August weiß bis rosafarben blüht. Großfruchtige Kultursorten werden auch im Garten angepflanzt.

Verwendung: Brombeerblätter
Ernte: vor und während der Blüte (Mai - Juli)

„Der Brombeerstrauch, an dem die Brombeeren wachsen, ist mehr warm als kalt. ... Aber auch wenn jemand an der Lunge leidet und in der Brust hustet, dann nehme er Bertram, und weniger von den Brombeeren als Bertram, so auch vom Ysop weniger als von diesen Brombeeren und von Dost weniger als von diesen, und er füge Honig bei, und er koche das stark in gutem Wein, und dann seihe er es durch ein Tuch und so, nachdem er mäßig gegessen hat, trinke er das, und nach einer vollen Mahlzeit trinke er genug davon, und das tue er oft, und die Lunge wird die Gesundheit wiedererlangen, und der Schleim wird von der Brust weggenommen ..."

Indikation:
Husten, Verschleimung, Mucoviscidose, Bronchitis, Rippenfellentzündung, Katarrh

REZEPT

- Bertramwurzel, 30 g
- Brombeerblätter, 25 g
- Ysopkraut, 20 g
- Origanum, 15 g
- Honig, 150 g
- Wein, 3 ltr.

Die Kräutermischung mit dem Honig ca. 5 Minuten lang in Wein kochen, abseihen und heiß in Flaschen füllen.

Von diesem Brombeerelixier nimmt man
– nach jeder kleinen Mahlzeit 1 - 2 EL voll,
– nach jeder großen Mahlzeit 1 - 2 Likörgläser voll ein.

Kindern gibt man je nach Alter und Größe der Mahlzeit 1/2 - 2 Teelöffel nach dem Essen.

Das „Brombeerelixier" ist ein hervorragendes Hausmittel für die ganze Familie.

Brunnenkresse
(Nasturium officinale)

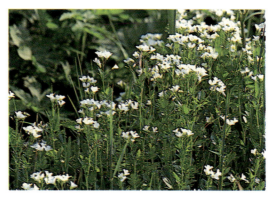

„Die Brunnenkresse ist von warmer Natur, und gegessen nützt sie dem Menschen nicht viel und schadet ihm auch nicht viel. Aber wer Gelbsucht hat oder Fieber, der dünste Brunnenkresse in einer Schüssel und esse sie oft warm, und sie wird ihn heilen. Und wer gegessene Speisen kaum verdauen kann, der dünste ebenfalls Brunnenkresse in einer Schüssel, weil ihre Kräfte aus dem Wasser stammen, und so esse er, und sie wird ihm helfen."

Indikation:
Gelbsucht, Fieber, Verdauungsstörungen

REZEPT

- frische Brunnenkresse
- evtl. Butter und Salz

Brunnenkresse mit etwas Wasser dünsten, evtl. mit etwas Butter und Salz abschmecken und warm essen.

1 x täglich ca. 4 - 5 EL gedünstete Brunnenkresse essen.

Die ausdauernde Sumpf- und Uferpflanze wird bis zu 50 cm hoch. Wird sie im Garten kultiviert, benötigt sie einen sehr feuchten Standort oder genügend künstliche Bewässerung und viel Licht, um sich wohl zu fühlen. Während der Blütezeit im Juni besuchen auch Bienen die weißen Blüten, um sich Nektar zu holen.

Verwendung: Brunnenkressekraut
Ernte: während der Vegetationsperiode

Dinkel
(Triticum spelta)

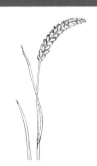

Verwendung:
Dinkelkörner

Ernte:
August

„Der Dinkel ist das beste Getreide, und er ist warm und fett und kräftig, und er ist milder als andere Getreidearten, und er bereitet dem, der ihn ißt, rechtes Fleisch und rechtes Blut, und er macht frohen Sinn und Freude im Gemüt des Menschen. Und wie immer auch man ihn ißt, sei es in Brot, sei es in anderen Speisen, er ist gut und mild."

„Und wenn einer so krank ist, daß er vor Krankheit nicht essen kann, dann nimm die ganzen Körner des Dinkel und koche sie in Wasser unter Beigabe von Fett oder Eidotter, so daß man ihn wegen des Geschmacks gern essen kann, und gib das dem Kranken zu essen, und es heilt ihn innerlich wie eine gute und gesunde Salbe."

Indikation:
Kraftlosigkeit, Magersucht, Schwäche, zehrende Erkrankungen (evtl. AIDS), Zustand nach Herzinfarkt, Schlaganfall, Virusgrippe; Basisdiätmittel

REZEPT

- Dinkelkörner, 2 - 3 EL
- Wasser, 1/2 ltr.
- Butter oder Eidotter, je nach Geschmack

Dinkelkörner in Wasser kochen (ca. 30 Minuten) und je nach Geschmack Butter oder Eidotter unterquirlen.

Die einjährige, bis zu 130 cm hohe Getreideart wächst beinahe auf allen Böden. Sie wird im Herbst häufig als letzte Frucht in der Fruchtfolge angebaut und im darauffolgenden Jahr im August geerntet. Jedes Dinkelkorn ist von einem Spelz eingehüllt, der in Mühlen mit speziellen Reinigungsmaschinen (Gerbgang) entfernt wird. Dinkel – wie jede andere Getreideart auch – liebt sonnige, mäßig feuchte Lagen.
Von einem Anbau in Balkonkästen und im Garten möchte ich – aus Rentabilitätsgründen – abraten.
Noch ein Hinweis zum Anbau:
Dinkel wird im Herbst im Spelz angebaut und nicht in geschältem Zustand – so wie wir die Körner im Laden kaufen können. Der Anbau im Spelz hat den Vorteil, daß das Korn einen gewissen Schutz gegen äußere Einflüsse (Krankheitsbefall, mechanische, thermische, chemische Einwirkungen) hat.
Somit kann auch im konventionellen Anbau auf chemische Saatbeizmittel verzichtet werden, welche im ökologischen Landbau ohnehin nicht erlaubt sind.

Dinkel ist das Grundnahrungsmittel in der Hildegard-Küche und in der Hildegard-Heilkunde. Er gehört in die tägliche Ernährung, ob als Brot oder in anderen Zubereitungen. Man kann ohne Übertreibung sagen: Ohne Dinkel gibt es keine Hildegard-Küche; ob als Dinkelschrot, Dinkelgrieß, Dinkelflocken, Dinkelfeinmehl oder als ganze Dinkelkörner. Er ist in der Ernährung durch kein anderes Getreide ersetzbar, aber alle anderen Getreidearten können durch ihn vollwertig ersetzt werden.

Diese Dinkelsuppe kann mit Salz, Bertram, Galgant oder Muskatnuß gewürzt werden. Wir geben sie den kraftlosen Patienten zu trinken, so oft sie wollen. Die Dinkelkörner brauchen nicht mitgegessen werden! In den meisten Fällen wird man nach ein bis zwei Tagen eine deutliche Besserung erkennen können. Die Gesichtsfarbe wird frischer, die Körperkräfte nehmen langsam zu, und auch der Appetit wird langsam größer.

Diptam
(Diptamnus albus)

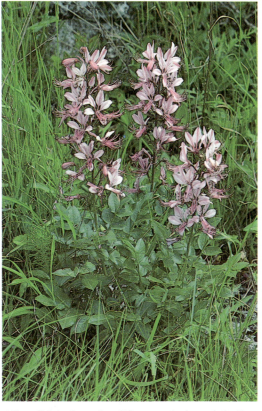

„Der Diptam ist warm und trocken, und er hat die Kräfte des Feuers und die Kräfte des Steins in sich, weil er in seinen Kräften hart wie ein Stein ist. ... Aber auch wer im Herzen Schmerzen hat, esse das aus Diptam gemachte Pulver, und der Herzschmerz wird weichen."

Indikation:
Herzschmerzen, Coronarsklerose

Rezept

• Diptampulver (aus Kraut oder Wurzel)

1 x täglich 1 - 2 Messerspitzen Diptampulver auf einem Stückchen Weizen- oder Dinkelbrot essen.

Diptampulver benötigen wir auch zur Herstellung des Sivesan-Pulvers (siehe Fenchel).

Alle wildwachsenden Pflanzen sind geschützt!

Der ausdauernde Halbstrauch wird 40 - 100 cm hoch und kann im Garten im Halbschatten an einem trockenen Platz angesiedelt werden. Seine rosaroten Blüten zeigt er von Mai bis Juni. Er ist eine optische Bereicherung für jeden Garten; auch Insekten haben ihre Freude an ihm.

Verwendung: Diptamkraut
Ernte: vor und während der Blütezeit (Mai - Juni)

Verwendung: Diptamwurzel
Ernte: Herbst

Eisenkraut
(Verbena officinalis)

„Das Eisenkraut ist mehr kalt als warm, und wenn entweder infolge von Geschwüren oder von Würmern fauliges Fleisch im Menschen ist, dann koche Eisenkraut in Wasser, und dann lege er ein leinenes Tuch auf die fauligen Wunden oder auf die fauligen Stellen mit den Würmern, und lege das Eisenkraut, nach mäßigem Ausdrücken des Wassers, mäßig warm auf jenes leinerne Tuch, das du auf die fauligen Fleischstellen aufgelegt hast. Und nachdem es ausgetrocknet ist, lege auf die gleiche Weise wiederum anderes gekochtes (Eisenkraut) darauf, und tue dies so lange, bis jene Fäulnis weggenommen wird."

Indikation:
Eitrige Wunden, Dekubitus, Abszesse, Furunkel, Gürtelrose, Brustentzündung, Ulcus cruris

Rezept

- frisches oder getrocknetes Eisenkraut (Menge je nach Größe der Entzündung)
- Leinentuch

2 - 3x täglich ein bis zwei Packungen auflegen.

Eisenkraut in Wasser ca. 5 Minuten kochen. Ein steriles (frisch gebügeltes) Leinentuch auf die Wunde bzw. auf die Entzündung legen und das gekochte, leicht ausgedrückte, körperwarme Eisenkraut darauflegen. Die Eisenkrautauflage ist bei Bedarf zu erneuern, wobei stets frischgekochtes, neues Eisenkraut aufgelegt wird.

Der Einfachheit halber kann man sich auch Eisenkrautpackungen in Leinsäckchen herstellen. In die Säckchen wird Eisenkraut gefüllt. Diese Packung kochen wir ca. 5 Minuten in Wasser, drücken sie leicht aus und legen sie warm auf die Wunde. Bevor die Packung ganz trocken wird, ersetzen wir sie durch eine neue.

Die ausdauernde Pflanze erreicht eine Höhe von 60 - 100 cm. Sie benötigt einen sonnigen Platz an einem mäßig feuchten Standort. Die blaßlilafarbenen Blüten zeigen sich von Juli bis September.

Verwendung: Eisenkraut
Ernte: Mai - September

„Aber wenn jemandem die Kehle aufschwillt, wärme er mäßig Eisenkraut in Wasser, und er lege es so mäßig warm auf seine Kehle und binde ein Tuch darüber, und dies tue er, bis die Schwellung verschwindet."

Indikation:
Kehlkopfentzündung, Kropf, Mandelentzündung, (Mumps?)

Rezept

- Eisenkraut, ca. 5 - 7 EL (je nach Halsweite)
- Wasser

Eisenkraut in Wasser kurz aufkochen und auf den Hals auflegen. Mit einem Tuch fixieren und 2 - 3 Stunden einwirken lassen.
In akuten Fällen 2 - 5 x täglich anwenden.

Enzian, gelber
(Gentiana lutea)

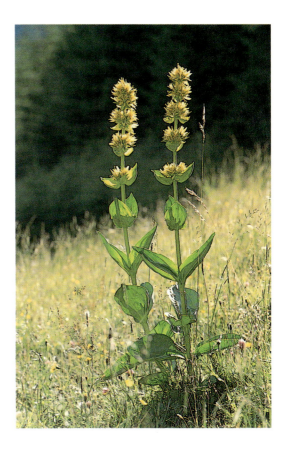

Alle wildwachsenden Pflanzen sind geschützt!

Die ausdauernde Pflanze wird 50 - 120 cm hoch und bildet einen kräftigen Wurzelstock aus. Für ein gutes Wachstum benötigt der gelbe Enzian einen sonnigen Platz auf einem feuchtnassen Boden. Seine gelben Blüten, die auch von Bienen gerne besucht werden, zeigt er von Juni bis August. Aufgrund seiner „kräftigen Statur" kann er im Garten auch als Solitärpflanze eingesetzt werden.

Verwendung: Enziankraut
Ernte: vor und während der Blütezeit

Verwendung: Enzianwurzel
Ernte: September - Oktober oder Februar - März

„… Wer aber einen Schmerz im Herzen hat, daß er meint, sein Herz (Leben) hinge nur noch an einem Strang, der pulverisiere Enzian, und er esse dieses Pulver in Suppen, und es stärkt sein Herz …"

Indikation:
Starke Herzschmerzen

REZEPT

- Enzianpulver, 1/2 - 1 TL

Das Enzianpulver über eine Suppe streuen und ablöffeln. Bei Bedarf 1 - 2 x täglich wiederholen.

Wichtig:

1) Das Enzianpulver wird nicht mitgekocht, sondern erst bei Tisch über die Suppe gestreut.

2) Die Suppe soll in jedem Fall frei von den sogenannten Küchengiften (Lauch, Linsen, Schweinefleisch, Aal) sein, wenn sie eine gesundheitsfördernde Wirkung haben soll.

Fenchel
(Foeniculum vulgare)

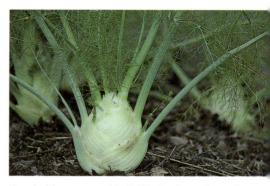

„Wie immer der Fenchel gegessen wird, macht er den Menschen fröhlich und vermittelt ihm angenehme Wärme und guten Schweiß, und er verursacht gute Verdauung …
Der Mensch nehme auch Fenchelsamen und zur Hälfte davon Galgant und zur Hälfte von Galgant Diptam und zur Hälfte vom Diptam Habichtskraut, und dies pulverisiere er gleichzeitig und siebe es durch ein Tuch, und eine mäßige Stunde nach dem Mittagessen schütte er dieses Pulver in warmen Wein, nicht heiß, und er trinke das. Und dieses Pulver erhält dem gesunden Menschen die Gesundheit, den Kranken aber stärkt es und verhilft dem Menschen zur Verdauung, und gibt ihm Kräfte, und es vermittelt eine gute und schöne Gesichtsfarbe, und jedem Menschen, ob er gesund oder krank ist, nützt es, wenn es nach dem Essen genommen wird."

Indikation:
Verdauungsstörungen, Kraftlosigkeit, Abmagerung, Magersucht, Verdauungsschwächen, Hypotonie – Hypertonie, Wetterfühligkeit, zur allgemeinen Erhaltung der Gesundheit

Rezept

Sivesan-Pulver:
- Fenchelfrüchte, 32 g
- Galgantwurzel, 16 g
- Diptamkraut, 8 g
- Habichtskraut, 4 g

Die verschiedenen Bestandteile miteinander vermischen, pulverisieren und ganz fein aussieben. Ca. eine halbe Stunde nach dem Mittagessen 1/2 TL Pulver in einem Likörglas warmem Wein nehmen.

Fenchel kann sowohl einjährig als auch ausdauernd sein. Er erreicht eine Höhe von 100 - 200 cm. Seine gelben Blüten, die er von Juli bis September ausbildet, werden von Insekten gerne beflogen. Fenchel benötigt einen sonnigen Platz und mäßig feuchte Erde, um gut zu gedeihen und wird zur Samengewinnung feldmäßig angebaut. Neben dem Körnerfenchel gibt es auch den Gemüsefenchel, der in jedem Garten gezogen werden kann. Vom Gemüsefenchel sammeln wir auch das Blattgrün und trocknen dieses, weil es bis jetzt im Handel nicht erhältlich ist, aber für Heilmittelzubereitungen benötigt und als Suppengrün verwendet werden kann.

Verwendung: Fenchelfrüchte, Fenchelknollen
Ernte: Sommer

„Wer Fenchel oder seinen Samen täglich nüchtern ißt, der vermindert den üblen Schleim oder die Fäulnisse in ihm und er unterdrückt den üblen Geruch seines Atems, und seine Augen werden klarer sehen …"

Indikation:
Erhaltung der Gesundheit, Atemgeruch (Mundgeruch), als Augenmittel

Rezept

- Fenchelfrüchte, 1/2 - 1 TL

1/2 - 1 TL Fenchelfrüchte morgens nüchtern kauen oder 2 - 3 Fencheltabletten langsam im Munde zergehen lassen.

Flohsamen
(Plantago ovata, Plantago afra)

Der Flohsamen ist eine einjährige Pflanze, die ca. 30 cm hoch werden kann. Sie gedeiht in sonnigen Lagen in mäßig feuchter Erde. Flohkraut wird – wie der Körnerfenchel auch – feldmäßig zur Samengewinnung angebaut.

Verwendung: Flohsamenfrüchte
Ernte: nach Ausreifung der Samen

Verwendung: Flohsamen
Ernte: Juni - August

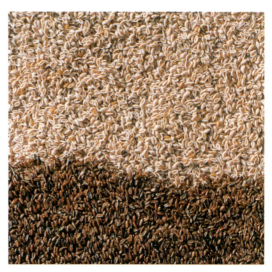

„ ... Und wer es in Wein kocht und den Wein so warm trinkt, dem nimmt es starke Fieber, das heißt »fiber«. Und den bedrückten Geist eines Menschen macht es durch seine angenehme Mischung froh, und es fördert und stärkt sein Gehirn, sowohl durch die Kälte als auch durch seine Mischung, zur Gesundung. Aber auch wer Magenfieber hat, koche Flohkraut in Wein, seihe es ab, schlage das Flohkraut in ein Tuch und binde es so warm auf seinen Magen, und er wird die Fieber aus seinem Magen vertreiben."

Indikation:
Depressionen, Allergieneigung, Stimmungsschwankungen, Allergiefieber

Rezept

- Flohsamen, 1 - 2 TL
- Wein, 1/4 ltr.

oder

- Kraut des Flohsamen, eine Handvoll
- Wein, 1/2 ltr.

Flohsamen (oder Kraut des Flohsamen) in Wein kochen, abseihen und warm trinken.

Bei Allergieneigung:

Rezept

- Flohsamen, 1 - 2 EL
- Wein, 1/4 ltr.

Flohsamen in Wein kochen, abseihen, die Körner oder das gekochte Kraut in ein dünnes Tuch einschlagen und warm auf die Magengegend packen. Dazu den warmen „Flohsamenwein" trinken.

Bei Depressionen, Melancholie:

Rezept

- Flohsamen

Täglich 1 - 2 EL Flohsamen pur essen.

Wenn wir Flohsamen pur essen, dann müssen wir pro Eßlöffel ungefähr 1/4 ltr. Flüssigkeit trinken, weil dieser sonst den Magen-Darm-Trakt „austrocknen" und so erhebliche Beschwerden verursachen kann.

Galgant
(Alpinia officinarum)

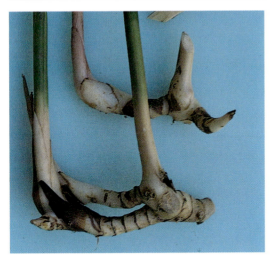

Galgant ist eine ausdauernde, dem Ingwer ähnliche Pflanze und wird in Indien, Thailand und auf Hainan kultiviert.

Verwendung: Galgantwurzel

„Und wer Herzweh hat, und wer im Herz schwach ist, der esse bald genügend Galgant, und es wird ihm besser gehen."

Indikation:
Herzschmerz, Herzstechen, Herzsensationen, Kraftlosigkeit, Angina pectoris, Kreislaufschwäche, Magenschmerzen, Durchblutungsstörungen, rasche Ermüdbarkeit

REZEPT

- Galgantpulver, 1 MS
oder Galganttabletten, 0,1 g oder 0,2 g

Auf der Zunge zergehen lassen.

„Der Galgant ist ganz warm und hat keine Kälte in sich und ist heilkräftig … Und wer im Rücken oder in der Seite wegen üblen Säften Schmerzen hat, der siede Galgant in Wein und trinke ihn oft warm, und der Schmerz wird aufhören."

Indikation:
Rückenschmerzen, Seitenstechen

Galgant ist kein Mittel, das diese Krankheiten heilt, er sorgt aber für eine rasche Linderung der Beschwerden.
Zur Heilung von Herzschmerzen siehe Enzian (gelber) und Petersilie.

REZEPT

- geschnittene Galgantwurzel, 1 TL
- Wein, 1/4 ltr.

Galgantwurzel ca. 10 Minuten in Wein sprudelnd kochen, auf Trinktemperatur abkühlen lassen und noch warm kleinschluckweise trinken.

Der Galgant-Wein muß oft getrunken werden, um Rückenschmerzen zu lindern. Die aufgeführte Menge im Rezept kann zweimal pro Tag zubereitet und jeweils kleinschluckweise getrunken werden.

Gerste
(Hordeum vulgare)

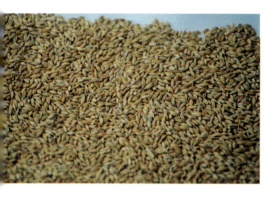

„Aber der Kranke, der schon am ganzen Körper kraftlos ist, der koche die Gerste stark in Wasser, und er gieße jenes Wasser in einen Badezuber und nehme darin ein Bad, und er tue dies oft, bis er geheilt wird und das Fleisch seines Körpers wieder erlangt und gesundet."

Indikation:
Körperschwäche, Kraftlosigkeit, Muskelschwund, Magersucht

REZEPT

- ganze Gerstenkörner, 10 kg
- Wasser, 50 - 80 ltr.

Die Gerstenkörner in Wasser ca. 15 Minuten kochen, den Absud in einen Waschzuber gießen und darin baden. Anfangs 2 - 3 x wöchentlich bei ca. 37 - 40° C 15 - 20 Minuten lang baden, anschließend längere Zeit (mindestens zwei Stunden) ruhen.
Die Bäder werden in der Regel so lange gemacht, bis die Muskelmasse des Patienten sichtbar zugenommen hat, bzw. bis sich der Patient gesund und kräftig fühlt.

Gerste ist eine einjährige Getreidepflanze. Wir unterscheiden Sommer- und Wintergerste. Wintergerste wird im Herbst angebaut und im Sommer des folgenden Jahres geerntet; Sommergerste hingegen wird im Frühjahr gesät und im Sommer desselben Jahres geerntet.
Beide Gerstenarten haben dieselbe medizinische Wirkung!
Von einem Anbau im Garten oder Balkonkasten möchte ich – wie beim Dinkel – aus Rentabilitätsgründen abraten.

Verwendung: Gerstenkörner
Ernte: Juli

„Und wer sogar so krank ist, daß er kein Brot essen kann, der nehme Gerste und Hafer in gleichem Gewicht und füge etwas Fenchel bei und koche das zusammen in Wasser, und wenn es gekocht ist, seihe er jenen Absud durch ein Tuch und trinke ihn wie eine Brühe anstelle des Brotessens, und er tue dies, bis er gesundet …"

Indikation:
Körperschwäche, Kraftlosigkeit, Muskelschwund, Magersucht, unterstützend bei zehrenden Krankheiten

REZEPT

- ganze Gerstenkörner, 40 g
- ganze Haferkörner, 40 g
- Fenchelkörner, 20 g
oder Gemüsefenchel, 1/2 Knolle
- Wasser, 1 ltr.

Alle Zutaten ca. 15 Minuten in Wasser kochen, abseihen und diesen Absud über den Tag verteilt trinken oder anstelle von fester Nahrung zu sich nehmen. Keine Gewürze dazugeben, nur evtl. etwas salzen.

Gewürznelke
(Syzygium aromaticum)

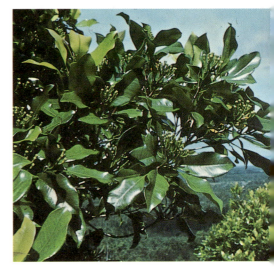

„ … Und wenn jemand Kopfschmerzen hat, so daß ihm der Kopf brummt, wie wenn er taub wäre, esse oft Nelken, und das mindert das Brummen in seinem Kopf.
Und wenn kranke Eingeweide im Menschen anschwellen, dann passiert es, daß diese Schwellung der Eingeweide die Wassersucht hervorbringt. Wenn also die Wassersucht im Entstehen ist, esse dieser Mensch oft Nelken, und diese unterdrücken die Krankheit …!"

Indikation:
Kopfschmerzen, Kopfbrummen, Bluthochdruck, beginnende Aszites (Bauchwassersucht), unterstützend bei Knalltrauma

Die Gewürznelkenpflanze ist ein 8 - 12 m hoher Baum, der auf den südlichen Philippinen heimisch ist, aber in vielen Ländern mit Tropenklima kultiviert wird. Die Gewürznelken selbst sind die kurz vor dem Aufblühen gesammelten und getrockneten Blütenknospen der Gewürznelkenpflanze.

Verwendung: Gewürznelken

REZEPT

- Gewürznelken

Bei Bedarf 2 - 3 Gewürznelken kauen.

Die Symptome, die Hildegard im ersten Teil des Textes beschreibt, deuten ziemlich eindeutig auf einen Bluthochdruck hin. Zur Behandlung der Hypertonie genügt es allerdings nicht, 2 - 3 Gewürznelken täglich zu kauen. Auch eine konsequente Nahrungsumstellung und eine Säftereinigung durch Schröpfen oder Aderlaß müssen in die Behandlung mit einbezogen werden.

Gundelrebe
(Glechoma hederacea)

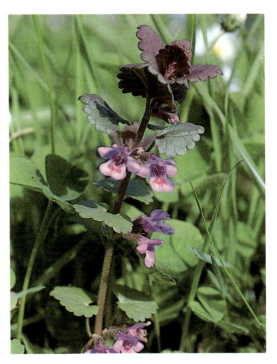

„... Aber wenn üble Säfte den Kopf wie »doum« schlagen, so daß auch seine Ohren tosen, der bringe Gundelrebe in warmem Wasser zum Sieden, und nach Ausdrücken des Wassers lege er sie so warm um seinen Kopf, und sie mindert das »doum« in seinem Kopf und öffnet sein Gehör."

Indikation:
„Kopfgeräusche", Ohrensausen, M. Ménière, unterstützend bei Knalltrauma

REZEPT

- frisches oder getrocknetes Gundelrebenkraut

Gundelrebenkraut in einem Topf Wasser ca. 5 Minuten kochen, das Wasser abdrücken und das Kraut um den Kopf legen und mit einem Badehandtuch in Form eines Turbans befestigen. Diese Packung 1 x täglich 2 - 3 Stunden, jedoch am besten über Nacht einwirken lassen.

Die kriechende, ausdauernde Pflanze wird ca. 50 - 100 cm lang. Sie bevorzugt sonnige bis halbschattige, feuchte Lagen. Ihre blauen Blüten, die sie von März bis Juni hervorbringt, werden gerne von Insekten beflogen. Gundermann kann in Kübel und Trögen oder als Bodendecker gezogen werden. Kommt im Garten häufig als „Unkraut" vor.

Verwendung: Gundelrebenkraut
Ernte: während der Vegetationsperiode, April - Oktober

Habichtskraut
(Hieracium pilosella)

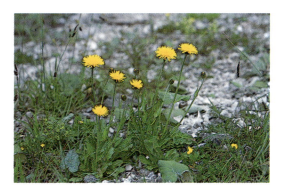

Das kleine Habichtskraut ist eine ausdauernde Kriechpflanze, die eine Höhe von ca. 15 cm erreicht. Sie benötigt einen sonnigen Platz und verträgt auch einen trockenen Standort. Gerne wird sie als Kübelpflanze, als Bodendecker und zur Begrünung von Dachflächen eingesetzt. Ihre gelben Korbblüten, die denen des Löwenzahns ähneln und ebenso gerne von Bienen beflogen werden, zeigen sich von Mai bis Oktober.

Verwendung: Habichtskraut
Ernte: Juni - September

„Das Habichtskraut ist kalt, und wenn es gegessen wird, dann stärkt es das Herz, und es vermindert die schlechten Säfte, die im Menschen an einer Stelle gesammelt sind. Aber wer es ißt, der soll es nicht alleine und einfach essen, weil es zu herb ist, und er gebe ein wenig Diptam oder etwas Galgant oder etwas Zitwer bei, und er esse es, wie schon gesagt, und es zerstreut die kalten Säfte."

Indikation:
Stoffwechselstörungen, Zysten, Ablagerung von Stoffwechselschlacken, zur Kräftigung des Herzens, Herzschwäche (Gliom? Lipom? Harnsäure?)

REZEPT

- Habichtskrautpulver, 40 g
- Diptampulver, 10 g

Indikation:
Herzschwäche, Coronarsklerose

REZEPT

- Habichtskrautpulver, 40 g
- Galgantpulver, 10 g

Indikation:
Nervenschwäche, Cerebralsklerose

REZEPT

- Habichtskrautpulver, 40 g
- Zitwerpulver, 10 g

Nach dem Essen 1/2 TL der jeweiligen Pulvermischung auf einem Bissen Brot gut einspeicheln.

Welche Pulvermischung für welche „falschen Säfte" geeignet ist, können wir aus der Kombinationspflanze ersehen.

Das Habichtskraut für sich könnte man mit einem „Eisbrecher" vergleichen, der nur darauf wartet, das Packeis knacken zu dürfen. Das Schiff steht zur Abfahrt bereit, ist vollgetankt und mit genug Proviant ausgerüstet, aber das Reiseziel fehlt. Die Reiseroute – das Ziel – gibt die Zusatzpflanze an. Sie bestimmt, an welchem Ort die zusammengeballten Säfte geknackt werden.

Wenn wir das „Operationsgebiet" kennen, ist es für einen Augendiagnostiker keine Kunst mehr, die richtige Reiseroute – sprich Zusatzpflanze – anhand der Iris-Topographie und der Iriszeichen zu wählen.

Bei Hildegard sind folgende Kombinationen erwähnt:

Habichtskraut + Diptam
(schlechte Säfte an Herz, Niere, Blase):
Coronarsklerose, Herzschmerz, unterstützend bei Blasen- und Nierensteinen, Stoffwechselstörungen, Zysten

Habichtskraut + Galgant
(schlechte Säfte an Rücken, Seite und Herz):
Rücken-, Seiten-, Herzschmerzen, Spinalsklerose?, Herzschwäche, Coronarsklerose

Habichtskraut + Zitwer
(kalte Säfte an Nerven, Speicheldrüsen):
Zittern, (Sialolithen?), Kopfschmerz, unterstützend bei M. Parkinson, Nervenschwäche, Cerebralsklerose

Folgende Kombinationen erwähnt Hildegard nicht, können aber zur unterstützenden Behandlung gut eingesetzt werden:

Habichtskraut + Rainfarnpulver ohne Blüten:
(alle verhaltenen Säfte, die zum Ausfluß bestimmt sind):
Stockschnupfen, Prostata-Harnträufeln

Habichtskraut + Zimt:
verhaltener Monatsfluß, dumpfes Kopfgefühl

Habichtskraut + Muskatnuß:
Herzschmerz, Verbitterung

Habichtskraut + Rose:
verhärtete Geschwüre am Körper

Habichtskraut + Lungenkraut:
Verhärtung der Lungen (Silicose?)

Habichtskraut + Fenchel:
verhaltener Schweiß

Habichtskraut + Brennessel:
Verdauungsbeschwerden, Verschleimung des Verdauungstraktes

Habichtskraut + Ringelblume:
Verhärtungen infolge Gifteinwirkung

Habichtskraut + Thymian:
Hautkrankheiten

Auch bei den von Hildegard nicht angegebenen Zusatzpflanzen werden 80% Habichtskrautpulver mit 20% des Zusatzpulvers gemischt und auf einem Bissen Brot eingenommen.

Hirschzunge
(Phyllitis scolopedrium)

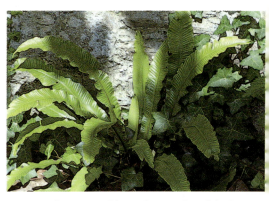

„Die Hirschzunge ist warm und hilft der Leber und der Lunge und den schmerzenden Eingeweiden. Nimm daher Hirschzunge und koche sie stark in Wein, und dann füge reinen Honig bei, und dann lasse sie so wiederum einmal aufkochen. Dann pulverisiere langen Pfeffer und zweimal so viel Zimt, und laß es so mit dem vorgenannten Wein wiederum einmal aufkochen, und seihe es durch ein Tuch und mach so einen Klartrank und trinke ihn oft nach dem Essen und nüchtern, und es nützt der Leber und reinigt die Lunge und heilt die schmerzenden Eingeweide, und nimmt die innere Fäulnis und den Schleim weg."

Indikation:
Lungenentzündung, Mucoviscidose, Asthma, Husten, Bauchschmerzen, Entzündungsherde, Störungen im Hormonhaushalt, unterstützend bei Menstruationsstörungen, unterstützend bei Lebererkrankungen

REZEPT

- Hirschzungenfarnkraut, 10 g
- Zimtrinde, 10 g
- langer Pfeffer, 5 g
- Honig, 50 - 250 g
- Wein, 1,5 ltr.

Das Hirschzungenelixier wird in mehreren Schritten hergestellt:
1) Hirschzungenfarnkraut in Wein ca. 5 Minuten kochen, anschließend vom Feuer nehmen.
2) Dieser Abkochung fügen wir den Honig bei und lassen das ganze noch einmal aufkochen, wieder vom Feuer nehmen.
3) Nun geben wir das Kräuterpulvergemisch (Zimtrinde und langer Pfeffer) in den Wein und lassen es aufwallen.

Die Hirschzunge zählt zu den stark gefährdeten Pflanzen, deshalb sind alle wildwachsenden Exemplare geschützt!
Zur Verwendung unbedingt kultivieren!

Die Wedel der ausdauernden, immergrünen Farnpflanze erreichen eine Länge von 30 - 50 cm und eine Breite bis 8 cm. Für ein gutes Gedeihen benötigt sie mäßig feuchte Erde und einen Platz im Schatten oder Halbschatten. Ihre Sporen bildet die Hirschzunge von Juli bis September aus. Sie wächst gerne in Gruppen von 3 - 7 Pflanzen.

Verwendung: Hirschzungenblätter
Ernte: Mai - August

Dieses „Hirschzungenelixier" füllen wir heiß in sterile Flaschen. Angebrochene Flaschen müssen im Kühlschrank aufbewahrt werden, da der geringe Alkoholgehalt eine dauerhafte Konservierung nicht mehr gewährleistet.

Von diesem Heilmittel nehmen wir
– morgens nach dem Frühstück,
– mittags vor und nach dem Essen,
– abends vor und nach dem Essen
je nach Schwere der Krankheit ein bis zwei Likörgläser voll über einen Zeitraum von vier bis acht Wochen ein.

„Und dörre sachte wiederum Hirschzunge in der heißen Sonne oder auf einem warmen Ziegelstein, und pulverisiere sie so, und lecke dieses Pulver nüchtern und nach dem Essen oft aus deiner Hand, und es nimmt den Schmerz im Kopf und in der Brust und dämpft andere Schmerzen, die in deinem Körper sind."

Indikation:
Kopfschmerzen, Schmerzen in der Brust, als allgemeines Schmerzmittel (Phantomschmerzen?)

REZEPT

- Hirschzungenfarnpulver

1 - 2 MS Hirschzungenfarnpulver in die offene Hand geben und vor und nach dem Essen aus der Hand lecken.

„Aber auch ein Mensch, der wegen irgendeines Schmerzes heftig und plötzlich schwach wird, der trinke sogleich von diesem Pulver in warmem Wein, und es wird ihm besser gehen."

Indikation:
Schwächezustände aufgrund heftiger Schmerzen, Koliken

REZEPT

- Hirschzungenfarnpulver
- Wein

2 MS Hirschzungenfarnpulver in 1 Likörglas warmem Wein einnehmen.

Herstellung des Pulvers siehe Kapitel „Arzneimittelherstellung".

Ingwer
(Zingiber officinale)

„Aber wer in seinem Körper trocken ist und schon fast stirbt, der pulverisiere Ingwer und nehme mäßig von diesem Pulver: nüchtern in Suppen und esse auch davon etwas auf Brot, und es wird ihm besser gehen. Aber sobald es ihm besser geht, esse er es nicht mehr, damit er davon keinen Schaden nimmt."

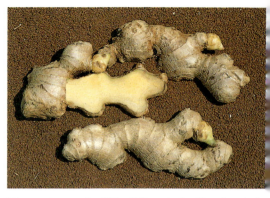

Die ausdauernde, 100 - 150 cm hohe Staude wird in tropischen Ländern feldmäßig kultiviert. In den Handel kommt meist der geschälte Wurzelstock der Ingwerstaude.

Indikation:
Kraftlosigkeit, Abmagerung, Magersucht, Auszehrung (Kachexie)

Verwendung: Ingwerwurzel

REZEPT

• Ingwerwurzelpulver, 1 MS

Eine Messerspitze Ingwerpulver auf einen Teller Suppe morgens nüchtern essen. Zur Suppe ein Stück Brot essen, das ebenfalls mit 1 MS Ingwerpulver bestäubt wurde.

Doch Vorsicht!
Nachdem der Patient einen Kräftezuwachs verspürt, muß er mit dem Ingwerpulver aufhören, weil dieses dann schaden würde. Ähnliches wissen wir vom Schweinefleisch und von der Gerste. Das Fleisch von jungen Schweinen ist ebenfalls ein Heilmittel für Kraftlosigkeit, Abmagerung, Auszehrung. Menschen mit diesem Krankheitsbild dürfen Schweinefleisch essen, aber auch nur so lange, bis sie eine Besserung ihres Krankheitszustandes erfahren. Wenn sie weiterhin Schweinefleisch essen, werden sie dadurch geschädigt. Ingwer ist sozusagen das „Schweinefleisch der Vegetarier"; diese Heilmittel beleben fast abgestorbene Körperkräfte wieder. Ein zuviel dieser „Kraftspender" führt zu erneuten Beschwerden und im Dauergebrauch zu unseren wohlbekannten Zivilisationsleiden.

„Ein Mensch aber, den eine Kolik plagt, nehme ein wenig Ingwer und viel Zimt und pulverisiere das. Dann nehme er weniger Salbei als Ingwer und mehr Fenchel als Salbei und mehr Rainfarn als Salbei. Und dies zerstoße er in einem Mörser zu Saft und seihe es durch ein Tuch. Dann koche er Honig mäßig in Wein und gebe dem etwas weißen Pfeffer bei, oder wenn er den nicht hat, ein wenig Pfefferkraut. Und das vorgenannte Pulver und den vorgenannten Saft schütte er hinein. Dann nehme er Wasserlinsen und zweimal soviel Tormentill und Senf, der auf dem Felde wächst, so viel wie Tormentill und vom Kraut (an dem Kletten wachsen) weniger als Wasserlinsen, und dies zerstoße er in einem Mörser zu Saft und bringe es in ein Säckchen, und gieße den vorgenannten gesüßten und gepulverten Wein darüber, und daraus mache er einen Klartrank. Wer aber unter den vorher genannten Schmerzen leidet, der trinke diesen Trank nüchtern so viel, als er mit einem Schluck trinken kann, und ebenso abends, wenn er zu Bett geht. Und dies tue er, bis er geheilt ist."

Indikation:
Präanceröses Rheumatoid, Darmkolik, Wanderschmerz

Rezept

- Ingwerwurzel, 10 g
- Zimtrinde, 75 g

pulverisieren;

- frische Salbeiblätter, 9 g   oder   • Salbeitinktur, 3 ml
- frischen Fenchel, 20 g   oder   • Fencheltinktur, 6 ml
- frische Rainfarnblätter, 10 g   oder   • Rainfarntinktur, 4 ml

in einem Mörser zerstoßen und den Saft abpressen oder die Urtinkturen zusammenmischen.

- Honig, 250 g
- weißer Pfeffer, 15 g
- Wein, 2,5 ltr.

Honig und Wein auf kleiner Flamme kochen und den Pfeffer zugeben, sobald sich der Honig aufgelöst hat, nach ca. 5 Minuten werden das Ingwer-Zimt-Pulver und die Salbei-Fenchel-Rainfarn-Tinktur (oder Preßsaft) dem Wein zugegeben.

- Wasserlinsen, 25 g
- Blutwurz (-blätter), 50 g
- Ackersenf, 50 g
- klettendes Labkraut, 20 g

Diese frischen Zutaten in einem Mörser zerstoßen und den Pflanzenbrei in ein Stoffsäckchen (Filtersack) geben. Darauf wird der zubereitete (wie oben beschriebene) Wein gegossen. Der so filtrierte Wein wird aufgefangen, noch einmal kurz erhitzt und heiß in sterile Flaschen abgefüllt. Von diesem „Wasserlinsenelixier" nehmen wir täglich ein bis zwei Likörgläser voll, morgens vor dem Frühstück und abends unmittelbar vor dem Schlafengehen, bis das Rheumatoid, die Kolik verschwunden ist, mindestens aber 2 Monate lang.

Wie Dr. Hertzka in seinen Forschungen herausgefunden hat, ist die Vicht ein präanceröses Geschehen, das sich in rheumaartigem Wanderschmerz, Bauch- und Herzschmerzen äußert. Es wird durch dieses Wasserlinsenelixier praktisch geheilt, und somit ist dem cancerösen Geschehen die Basis für ihr Wirken entzogen.

Hildegard kennt noch andere Heilmittel gegen die Vicht. Sie stammen aus dem Tierreich, und zwar ist es jeweils die Leber von Stör, Reh, Kranich und von der Wildgans, die mit dem Vichtleiden – der Präcancerose – aufräumt.

„ ... Ein Mensch, der im Magen irgendwelchen Schmerz leidet, pulverisiere Ingwer und zweimal soviel Galgant und halb soviel Zitwer. Und nach dem Essen gebe er dieses Pulver in Wein, und so trinke er es auch abends, wenn er schlafen geht. Und so mache er es oft, und es wird ihm im Magen besser gehen."

**Indikation:
Magenschmerzen**

Rezept

- Ingwerpulver, 20 g
- Galgantpulver, 40 g
- Zitwerpulver, 10 g
- Wein

Aus den Pulvern eine Pulvermischung herstellen. Davon 1/2 TL in etwas Wein einrühren und nach jedem Essen und abends vor dem Schlafengehen trinken.

Königskerze
(Verbascum thapsum)

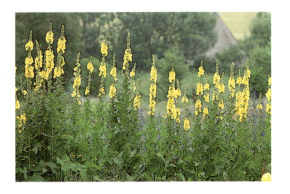

„ ... Und wer ein schwaches und trauriges Herz hat, der koche Königskerze mit Fleisch oder mit Fisch oder mit »Kucheln« ohne andere Kräuter, und er esse das oft, und es stärkt sein Herz und macht es fröhlich."

Indikation:
Depressionen, Herzschwäche

Rezept

- Königskerzenkraut
oder Königskerzenblüten

Fleisch- und Fischgerichte, evtl. auch Mehlspeisen, mit Salz und Königskerzenkraut oder -blüten würzen. Keine anderen Kräuter zum Würzen verwenden!

Die zweijährige Pflanze erreicht eine Höhe von 50 - 200 cm. Im ersten Jahr bildet sie eine Blattrosette aus, um dann im zweiten Jahr daraus den langen Stengel mit den gelben Blüten hervorbrechen zu lassen. Die Königskerze eignet sich als Solitärpflanze und benötigt zum guten Gedeihen einen Platz an der Sonne und mäßig feuchte Erde. In der freien Natur kommt sie gerne auf Schuttplätzen, an Bahndämmen, in Kiesgruben und an Wegrändern vor, wo sie auch gerne von Insekten besucht wird.
Getrocknete Königskerzenblüten (Wollblumen) besitzen die Eigenschaft, Wasser wieder stark aufzunehmen. Deshalb soll man sie in einem gut schließenden Glasgefäß (evtl. mit Trocknungsgel) aufbewahren.

Verwendung: Königskerzenkraut, -blüten
Ernte: Mai - Juli

„Aber auch wer in der Stimme und in der Kehle heiser ist, und wer in der Brust Schmerzen hat, der koche Königskerze und Fenchel im gleichen Gewicht in gutem Wein, und er seihe das durch ein Tuch und trinke es oft, und er wird die Stimme wieder erlangen, und er heilt die Brust."

Indikation:
Heiserkeit, Aphonie (Stimmlosigkeit), Brustschmerzen, substernale Schmerzen

Rezept

- Königskerzenkraut oder -blüten, 25 g
- Fenchelkraut oder -samen, 25 g

3 TL dieser Kräutermischung in 1/4 ltr. Wein ca. 5 Minuten kochen, abseihen, in eine Thermoskanne füllen, und über den ganzen Tag verteilt trinken.

In der Apotheke und im Kräuterladen sind bisher nur Königskerzenblüten erhältlich. Wer das Kraut, das heißt die Blätter, verwenden will, muß sich diese selbst trocknen.

Kubebe
(Piper cubeba)

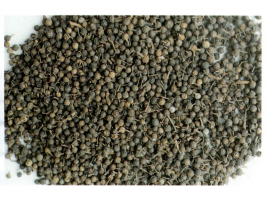

Die Kubebenpflanze ist ein kletternder Strauch, der auf Java, Borneo, im Kongogebiet und in Westindien kultiviert wird. Die Kubeben sind die kurz vor der Reife geernteten Früchte.

Verwendung: Kubebenfrüchte

„ … Und wenn jemand die Kubebe ißt, dann mildert sie ihm die unwürdige (unangenehme) Glut. Aber sie macht auch seinen Geist fröhlich und seinen Verstand und sein Wissen rein … und erhellend klar."

Indikation:
Hysterie, sexuelle Überreizung, Nervenschwäche, unterstützend im Klimakterium, unterstützend bei Lernschwierigkeiten

REZEPT

• Kubebenfrüchte

Täglich 5 - 10 Kubebenfrüchte über den Tag verteilt kauen.

Je länger und je mehr man die Kubebenfrüchte kaut, desto frischer wird der Mund. Sie hinterlassen einen angenehmen kühlenden Geschmack, der etwas an Minze erinnert.

Lein (Flachs)
(Linum usitatissimum)

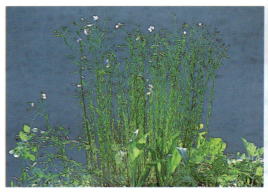

„Der Lein ist warm und taugt nicht zum essen (!) ... Und wer irgendwo an seinem Körper vom Feuer gebrannt wurde, der koche stark Leinsamen in Wasser, und er tauche ein leinenes Tuch ins Wasser und lege es warm auf jene Stelle, wo er gebrannt wurde, und es zieht die Verbrennung heraus."

Indikation:
Verbrennungen, Verbrühungen, Strahlungsschäden der Haut, Sonnenbrand, unterstützend bei Strahlenbehandlungen in der Krebstherapie, nucleare Strahlungsschäden

Lein, eine alte, einjährige Kulturpflanze, erreicht eine Höhe von bis zu 150 cm. Seine blauen Blüten, die auch von Insekten gerne angeflogen werden, erblühen von Juni bis Juli. Lein benötigt guten, mäßig feuchten Ackerboden und eine sonnig Lage.

Verwendung: Leinsamen

Rezept

- Leinsamen, 3 EL
- Wasser, 1 ltr.
- Leinentuch

Den Leinsamen ca. 10 Minuten in Wasser sprudelnd kochen, auf ca. 40° C abkühlen lassen. Mit dieser Abkochung ein Leinentuch tränken und auf die verbrannte Hautpartie auflegen. Das Leinentuch immer wieder abnehmen und mit dem Leinsamenwasser tränken, damit es nicht auf der Haut antrocknet. Diese Auflage so lange liegen lassen, bis der Schmerz nachläßt.

Auch großflächige und hochgradige Verbrennungen können mit der Leinwasserpackung behandelt werden. Vermutlich neutralisiert sie die Eiweißzerfallsprodukte und zieht diese Toxine aus dem Körper.

Bei kleineren Verbrennungen (Finger, Hand) genügt es, die Verbrennung im Leinsamenwasser zu baden. Der Schmerz wird zwar anfangs stärker, läßt aber bald nach, und die Verbrennung verheilt rasch.

Liebstöckel
(Levisticum officinale)

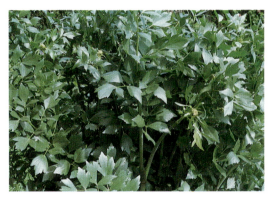

Die stark duftende, ausdauernde Pflanze wird ca. 130 - 180 cm hoch. Das Maggikraut – wie es auch genannt wird – blüht im Juli bis August und benötigt einen Platz im Halbschatten mit mäßig feuchtem Boden.

Verwendung: Liebstöckelkraut
Ernte: April - Oktober

„Und wenn einem Menschen die Drüse am Hals schmerzt, so daß seine Halsadern anschwellen, dann nehme er Liebstöckel und etwas mehr Gundelrebe, und er koche das gleichzeitig in Wasser. Nachdem das Wasser abgegossen wurde, lege er das warm um den Hals, weil seine Halsadern übermäßig gedehnt sind, und er wird geheilt werden."

Indikation:
Schwellung der Halsadern (Hypertonie? Allergische Reaktion?), Schilddrüsenüberfunktion

Rezept

- Liebstöckel, 45 g
- Gundelrebe, 50 g

Gundelrebe und Liebstöckel ca. 5 Minuten in Wasser kochen, abseihen und die warmen Kräuter um den Hals legen und mit einem Halstuch o.ä. fixieren.
Die Kräuterauflage bleibt 2 - 3 Stunden liegen.

Diese Anwendung machen wir anfangs täglich ca. eine Woche lang, danach noch 3 - 5 x pro Woche.

„Und wenn jemand in der Brust hustet, daß es ihn dort zuerst schmerzt, dann nehme er Liebstöckel und Salbei auf gleiche Weise und Fenchel zweimal so viel wie diese zwei, und er lege das zusammen in guten Wein, bis dieser Wein den Geschmack davon annimmt, dann werfe er die Kräuter weg und wärme diesen Wein, und er trinke ihn warm nach dem Essen, bis er geheilt wird. Bei schwachem Husten braucht der Wein nicht angewärmt zu sein, weil auch der Schmerz schwach ist, bei starken Schmerzen soll er den Wein angewärmt trinken, damit er umso milder gelöst werde."

Indikation:
Husten, Rippenfellentzündung, Brustfellentzündung

Rezept

- Liebstöckel, 5 g
- Salbei, 5 g
- Fenchel, 20 g
- Wein, 1/2 ltr.

Die Kräuter so lange in Wein einlegen, bis dieser den Geschmack von dem Kräutergemisch angenommen hat (ca. 1 - 2 Tage), abseihen und jeweils nach dem Essen ein Likörglas voll angewärmt trinken.

Lungenkraut
(Pulmonaria officinalis)

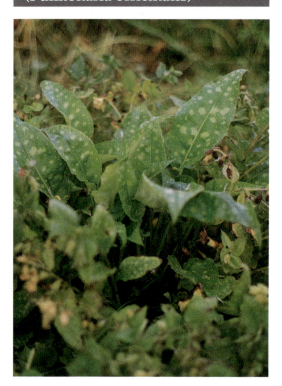

„Das Lungenkraut ist kalt und etwas trocken und taugt nicht viel zum Nutzen des Menschen. Aber ein Mensch, dessen Lunge aufgeblasen ist, so daß er hustet und nur mit Mühe einatmet, der koche Lungenkraut in Wein und trinke es oft nüchtern, und er wird geheilt werden."

Indikation:
Lungenödem, Atemnot, Lungenemphysem, unterstützend bei Asthma

Rezept

- Lungenkraut, 3 geh. EL
- Wein, 1 ltr.

Das Lungenkraut in Wein ca. 5 Minuten kochen, abseihen und heiß in sterilisierte Flaschen füllen. Von diesem Wein täglich vor jeder Mahlzeit 1- 2 Likörgläser voll trinken (Wein etwas anwärmen).

Lungenkrautwein ist ein Langzeittherapeuticum, das über Monate hinweg genommen werden muß, um einen dauerhaften Erfolg zu erzielen.

Das Lungenkraut ist ausdauernd, wird bis ca. 30 cm hoch und liebt den Schatten. Um gut zu gedeihen, benötigt es ein feuchtes Milieu. Seine rötlichen und violetten Blüten zeigt es im April und Mai. Es kann gut unter Hecken oder in Sträucheranlagen (Johannisbeersträucher) als Unterkultur angepflanzt werden.

Verwendung: Lungenkraut
Ernte: April - August

Meisterwurz
(Pencedanum ostruthium)

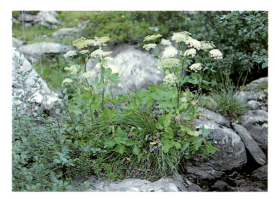

„Die Meisterwurz ist warm und taugt gegen Fieber. Denn wer Fieber hat, welcher Art es auch sei, der nehme Meisterwurz und zerstoße sie mäßig, und wenn sie so zerstoßen oder zerrieben ist, gieße er einen halben Becher Wein bis über die obersten Stücke über diese Meisterwurz, und so lasse er das über Nacht ziehen, und am Morgen gieße er wiederum Wein dazu, und das trinke er nüchtern, und das während drei oder fünf Tagen, und er wird geheilt werden."

Indikation:
Fieber jeden Ursprungs

Die Meisterwurz ist eine ausdauernde Pflanze, erreicht eine Höhe von 30 - 100 cm und benötigt feuchtnassen Boden. Die kleinen weißen Blüten erscheinen im Juli und August. Sie sollte nur an sonnigen Plätzen angepflanzt werden.

Verwendung: Meisterwurzwurzelstock
Ernte: Herbst

Verwendung: Meisterwurzkraut
Ernte: vor und während der Blüte

Rezept

- Meisterwurz, 2 TL
- Wein, 1/4 ltr.

Die angestoßene Meisterwurz in einen Becher geben, mit 1/8 ltr. Wein bedecken und über Nacht stehen lassen. Am Morgen wiederum 1/8 ltr. Wein zugeben und vor jeder Mahlzeit einen Schluck davon trinken.
Diese Behandlung muß an 3 oder 5 aufeinanderfolgenden Tagen durchgeführt werden. Für den nächsten Tag wird das Heilmittel am Abend wieder frisch angesetzt.

Hildegard schreibt im Text nicht, daß die getrocknete Wurzeldroge verwendet werden muß. Es wäre auch denkbar, das Frischkraut gegen Fieber einzusetzen.

Der Meisterwurzwein ist auch ein bewährtes Fiebermittel bei Kleinkindern.
Hier genügt es, 1/2 TL Meisterwurz in 1 Likörglas Wein anzusetzen. Am nächsten Morgen nochmals 1 Likörglas Wein zugeben und tropfenweise eingeben. Stillende Mütter können zur Behandlung ihrer fieberkranken Säuglinge den Meisterwurzwein selbst einnehmen. Die Kinder erhalten diesen dann in bereits aufbereiteter Form über die Muttermilch.
In jedem Fall ist aber vorher ein Kinderarzt aufzusuchen, um mögliche Krankheitsursachen zu ergründen und gesundheitlichen Schaden durch Fehlbehandlung zu vermeiden.

Mohn
(Papaver somniferum)

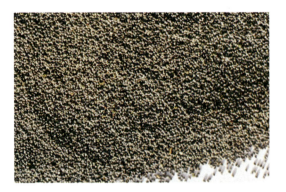

Mohn ist eine einjährige, 50 - 100 cm hohe Pflanze. Sie benötigt sonnige Lagen und mäßig feuchten Boden. Die Blüte ist weiß-violett und geht auch ins rötliche. Der Samen – den wir benötigen – wird allgemein zur Ölherstellung und als Backzutat verwendet.

Verwendung: Speisemohnkörner

„ … und seine Körner führen, wenn man sie ißt, den Schlaf herbei und vermindern den Juckreiz, und sie unterdrücken die rasenden Läuse und Nisse, und im Wasser gekocht können sie gegessen werden, sind aber roh besser und wirksamer als gekocht."

Indikation:
Schlafstörungen, Juckreiz, unterstützend bei allen juckenden Hauterkrankungen

Rezept

• Mohnkörner

Abends 1 - 2 EL Speisemohnkörner roh oder gekocht essen.
Auch Mohngebäck kann zur „Therapie" mit herangezogen werden.

Muskatnuß
(Myristica fragrans)

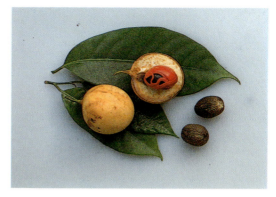

„… Und wenn ein Mensch die Muskatnuß ist, öffnet sie sein Herz und reinigt seinen Sinn und bringt ihm einen guten Verstand. Pulverisiere die Muskatnuß und in gleichem Gewicht Zimt und etwas Nelken. Und mit diesem Pulver und Semmelmehl und etwas Wasser bereite er Törtchen, und er esse diese oft, und es dämpft die Bitterkeit deines Herzens, deines Geistes und öffnet deine stumpfen Sinne, und es macht deinen Geist fröhlich und mindert alle schädlichen Säfte."

Indikation:
Traurigkeit, Trägheit, zur Belebung abgestumpfter Sinne, zur Blutreinigung, bei Nervenleiden

REZEPT

- Muskatnußpulver, 45 g
- Zimtpulver, 45 g
- Gewürznelkenpulver, 10 g
- Dinkelfeinmehl, 1000 g
- Rohrzucker, 300 g
- Butter, 500 g
- Eier, 4 Stück
- Salz, 1 Prise

Die Gewürzpulver mischen, unter das Mehl mengen und mit den übrigen Zutaten einen Knetteig herstellen, kalt stellen und davon Kekse backen (180° C ca. 5 - 8 Minuten).

Von diesen Keksen soll man je nach Größe 4 - 8 Stück über den Tag verteilt essen.

Feinschmecker können dem Teig noch feingehackte Mandeln zugeben oder die Plätzchen mit geschälten Mandeln oder Mandelplättchen garnieren.

Der Muskatnußbaum erreicht eine Höhe von ca. 20 m. Er wird in Südamerika, Ostafrika, Indonesien, auf Java und Sumatra kultiviert.

Verwendung: Muskatnuß

„… Wenn aber jemanden die Lähmung (paralysis) im Gehirn plagt, dann pulverisiere Muskatnuß und zweimal so viel Galgant und nehme auch Schwertlilienwurzel und Wegerichwurzel zu gleichen Teilen und zerstoße sie und gebe etwas Salz bei. Aus diesen Zutaten mache er eine Suppe und schlürfe sie ein- oder zweimal am Tag, bis er geheilt ist."

Indikation:
Neurovegetative Störungen, Neurosen, Schizophrenie, sklerotische Zustände im Kopfbereich

REZEPT

- Muskantnußpulver, 30 g
- Galgantpulver, 60 g
- Schwertlilienwurzel, zerstoßen, 20 g
- Wegerichwurzel, zerstoßen, 20 g
- Salz
- Wasser

1 geh. EL dieser Kräutermischung auf 1/2 ltr. Wasser geben, ca. 10 Minuten kochen und mit Salz abschmecken.
Von dieser Suppe essen wir 2 x täglich einen Teller voll.
Die Suppe wird täglich frisch zubereitet.

Muskateller Salbei
(Salvia sclarea)

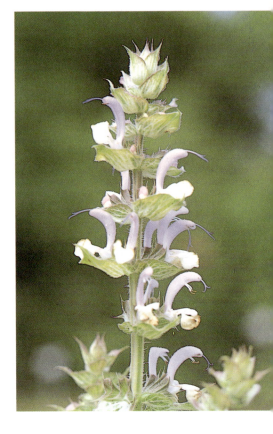

„ … Und wessen Magen so schwach ist, daß er von der Nahrung leicht eitrig wird, der nehme Muskateller Salbei und den dritten Teil Poleiminze und vom Fenchel so viel wie ein Drittel der Polei, und dies koche er gleichzeitig in gutem Wein, unter Beigabe von etwas Honig, und seihe es durch ein Tuch und trinke es oft nach dem Essen und gegen Nacht; sein Magen wird angenehm geheilt oder gereinigt werden, und er wird Appetit zu essen haben."

Indikation:
Chronische Magenschleimhautentzündung, Magenschmerz, Völlegefühl

REZEPT

- Muskateller Salbei, 45 g
- Poleiminze, 15 g
- Fenchel, 5 g
- Honig, 200 g
- Wein, 2 ltr.

Muskateller Salbei, Poleiminze und Fenchel in Wein kochen, den Honig zugeben und nochmals kurz aufwallen lassen, abseihen und heiß in sterilisierte Flaschen abfüllen.

Von diesem Magenelixier nehmen wir nach jeder Mahlzeit 1 Likörglas und ca. 1 - 2 Stunden nach dem Essen ein weiteres Likörglas voll, ebenso vor dem Schlafengehen.

Sollte der Magen empfindlich reagieren, so kann man mit 1 TL voll beginnen und langsam die Dosis auf 1 - 2 Likörgläser voll steigern.

Der Muskateller Salbei ist eine zweijährige Pflanze, die eine Höhe von 90 - 120 cm erreicht. Sie benötigt einen trockenen, humosen Boden in einer sonnigen Lage. Die lila Blüten der duftenden Pflanze zeigen sich von Juni bis August und werden von Bienen gerne besucht. Aufgrund dieser „kräftigen Statur" kann der Muskateller Salbei auch als Solitärpflanze verwendet werden.

Verwendung: Blätter oder Kraut
Ernte: vor und während der Blüte

Mutterkümmel
oder Kreuzkümmel
(Cuminum cyminum)

„ ... Ein Mensch, der gekochten oder gebratenen Käse essen will, streue Kümmel darauf, damit er davon keine Schmerzen leidet und esse das."

Indikation:
Käseunverträglichkeit, Käseallergie, Verdauungshilfe

Rezept

- Mutterkümmelpulver

Eine Prise bis 1 TL Mutterkümmelpulver über die Käsemahlzeit streuen.

Mutterkümmel sollte grundsätzlich zu jeder Käsemahlzeit gereicht werden, da er für eine optimale, störungsfreie Verdauung sorgt. Dies ist bei Kindern besonders wichtig!

Die einjährige, von Juli bis August blühende Pflanze erreicht eine Höhe von 40 - 60 cm. Sie wächst auf humoser, mäßig feuchter Gartenerde in sonnigen Lagen.

Verwendung: Mutterkümmelfrüchte

„ ... Wer aber unter Übelkeit leidet, der nehme Kümmel und dessen dritten Teil Pfeffer und zu einem vierten Teil des Kümmels Bibernelle, und dies pulverisiere er und nehme reines Semmelmehl und schütte dieses Pulver in das Mehl, und so mache er (Törtchen) Kekse mit Eidotter und etwas Wasser, entweder im warmen Ofen oder unter der warmen Asche, und er esse diese Törtchen. Aber dieses Pulver esse er auch auf Brot, und es unterdrückt in den Eingeweiden die warmen und kalten Säfte, die dem Menschen die Übelkeit verursachen."

Indikation:
Übelkeit, Erbrechen, Schwangerschaftserbrechen, verdorbener Magen

Rezept

- Mutterkümmelpulver, 36 g
- Pfefferpulver, 12 g
- Bibernellepulver, 9 g

Die Pulver miteinander vermischen. Von der fertigen Pulvermischung behalten wir ca. 1/3 zurück, um es auf Brot gestreut zu essen.

Mit dem Rest der Pulvermischung bereiten wir Kreuzkümmelkekse.
Dazu nehmen wir Dinkelweißmehl (200 g), zwei bis drei Eidotter, etwas Wasser und die Pulvermischung und verkneten alles miteinander zu einem festen Teig.
Daraus formt man nun Plätzchen und bäckt sie im Backrohr (ca. 5 - 8 Minuten bei 200° C).
Davon ißt man täglich 3 - 5 Stück, bei Bedarf auch etwas mehr.

Ein weiteres bewährtes Heilmittel, für das der Mutterkümmel unentbehrlich ist, finden wir im Buch Nr. 6 über die Vögel im Abschnitt über das Huhn. Dort heißt es:

„ … *Ein Mensch, der Durchfall hat, schlage Eidotter in einer Schüssel, indem er ihn zerreibt, und er gebe Mutterkümmel und etwas Pfeffer hinzu, und er gebe das wieder in die Eierschale und brate es so am Feuer. Und dem, der Schmerzen hat, gebe er dies zu essen, nachdem dieser etwas (Dinkelbrot) zu sich genommen hat. Was immer aber jene Kranke inzwischen ißt, soll warm und mild sein, nämlich junge Hühner, anderes zartes Fleisch und Fische.*
Hering und Salm (Forelle) aber meide er, sowie Rindfleisch und Käse und rohe und grobe Gemüse und Lauch und Roggen- und Gerstenbrot und alles Gebratene esse er nicht, außer gebratenen Birnen; und Wein soll er trinken."

Indikation:
Durchfall jeden Ursprungs
(Cholera, Ruhr, Enteritis)

Rezept

- Mutterkümmelpulver, 20 g
- Pfefferpulver, 5 g
- Eigelb, von 1 Ei

Eine Messerspitze der Mutterkümmel-Pfeffer-Mischung in einem geschlagenen Eigelb verrühren und in einer Eierschalenhälfte über Feuer (Kerzenflamme, Spirituskocher, Gasflamme …) braten.
Nachdem der Kranke etwas Dinkelweißbrot zu sich genommen hat, geben wir ihm das fertig gebackene krümelige „Durchfallei" zu essen.

2 - 3 x täglich ein „Durchfall-Eigelb" essen, bis der Durchfall auskuriert ist.

Petersilie
(Petroselinum crispum)

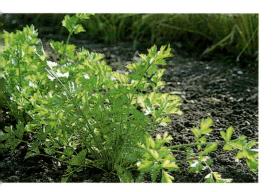

Die Petersilie ist eine zwei- bis mehrjährige Pflanze. Sie wächst in humoser, mäßig feuchter Gartenerde in sonnigen bis halbschattigen Lagen. Wir unterscheiden zwei Arten von Petersilie:

1) Blattpetersilie,
2) Wurzelpetersilie.

Bei der Blattpetersilie wiederum können drei verschiedene Blattformen unterschieden werden: die Mooskrause, die Krause und die Glattblättrige Petersilie. Jede dieser Blattpetersilien ist für unsere Heilmittel geeignet. In Ausnahmefällen kann auch Wurzelpetersilie verwendet werden.

Verwendung: Petersilienkraut
Ernte: Mai - September

„ … Wer aber im Herzen oder in der Milz oder in der Seite Schmerzen hat, der koche Petersilie in Wein und füge etwas Weinessig und genug Honig bei, dann seihe er es durch ein Tuch, und so trinke er oft, und es heilt ihn …"

Indikation:
Herzschmerz, Milzschmerzen, Melancholie, Depression, Einschlafschwierigkeiten, zur unterstützenden Behandlung nach Herzinfarkt

Rezept

Petersilien-Honig-Wein:
- Petersilienstengel mit Kraut, 7 - 10 Stück
- Weinessig, 1 - 2 EL
- Honig, 50 - 150 g
- Wein, 1 ltr.

Die Petersilie in dem Wein-Essig-Gemisch 5 Minuten lang kochen. Jetzt fügt man den Honig bei und läßt alles noch einmal ca. 5 - 7 Minuten auf kleiner Flamme köcheln.
Der fertige Herzwein wird durch ein Tuch abgeseiht und heiß in sterilisierte Flaschen abgefüllt.
2 - 3 x täglich 1 - 3 Likörgläser voll trinken.

Der Petersilien-Honig-Wein kann sehr gut mit der Jaspis-Auflage kombiniert werden (siehe im Buch „Hildegard-Medizin-Praxis")

Quendel
(Thymus serpillum)

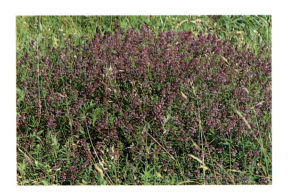

Die ausdauernde, immergrüne, duftende Pflanze erreicht eine Höhe von 10 bis 25 cm. Ihre rosaroten Blüten, die von Juli bis September erblühen, werden gerne von Bienen beflogen. Dank seiner geringen Ansprüche an Boden und Bodenfeuchtigkeit kann er zum Begrünen von Dächern und im Steingarten eingesetzt werden. In der Natur kommt Quendel an sonnenzugewandten Böschungen, Feldrainen und Wegrändern vor.

Verwendung: Quendelkraut
Ernte: Juni - August

„ … Und ein Mensch, der krankes Fleisch am Körper hat, so daß sein Fleisch wie die Krätze ausblüht, der esse oft Quendel entweder mit Fleisch oder in Mus gekocht, und das Fleisch seines Körpers wird innerlich geheilt und gereinigt werden."

Indikation:
Hautausschläge, Neurodermitis, Ekzeme, Dermatitis, Akne

REZEPT

- Quendelkrautpulver

Jeder Mahlzeit schon während des Kochens Quendelkrautpulver als Gewürz zugeben. Für Fleisch-, Fisch- und Gemüsegerichte gut geeignet.

Wichtig: Quendel muß mitgekocht werden!

„ … Aber wer die kleine Krätze, d.h. den kleinen Grind hat, der zerstoße Quendel mit frischem Fett, und so mache er daraus eine Salbe und salbe sich damit, und er wird die Gesundheit erlangen."

Indikation:
Hautausschläge, unreine Haut

REZEPT

- Quendelkraut, 30 g
- Ziegen-, Schaf- oder Rinderfett, 70 g

2 x täglich auf die betroffenen Hautstellen dünn auftragen.

Wir zerstoßen den Quendel in einer Reibschale so fein wie möglich und rühren ihn in das erwärmte flüssige Fett ein. Die Mischung lassen wir erkalten und über Nacht ziehen. Um eine schöne Salbe zu erhalten, erwärmen wir das Fett am nächsten Morgen noch einmal, seihen die Kräuterteile mit einem Sieb ab und rühren die Salbe, bis sie fest wird (siehe Kapitel Salbenzubereitung).

Rainfarn
(Tanacetum vulgare)

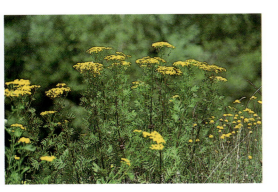

Die ausdauernde, bis 160 cm hohe Pflanze benötigt einen sonnigen, trockenen Standort. Von Juli bis September zeigt sie die gelben, trugdoldig angeordneten kleinen Blütenkörbchen. Rainfarn gehört zu den Unkrautpflanzen, die an Bahndämmen, Straßen- und Waldrändern und auf Schuttplätzen vorkommen. Am besten gedeiht er auf nährstoffreichen Lehmböden.

Verwendung: Rainfarnsaft
Ernte: Mai - Juli

Wir möchten bei Rainfarn besonders darauf hinweisen, daß das BGA Rainfarn zur Anwendung in der Therapie nicht empfohlen hat. Vor Anwendung dieser sowie jeder anderen Rezeptur **muß** daher ein Arzt oder Heilpraktiker konsultiert werden, um mögliche Risiken und Nebenwirkungen abzuwägen, die Dosis individuell zu bestimmen, vor allem, um den durch eine unkontrollierte Behandlung möglichen gesundheitlichen Schaden zu vermeiden.

„Der Rainfarn ist warm und etwas feucht, und er ist gut gegen alle überfließenden und ausfließenden Säfte. … Und wer immer den Harn nicht lassen kann, als ob er von einem Stein bedrängt wird, der zerstoße Rainfarn und seihe seinen Saft durch ein Tuch, und er gebe genügend Wein bei, und so trinke er oft, und das Harnverhalten wird gelöst, und er läßt ihn hinaus."

Indikation:
Harnverhalten, Prostatavergrößerung (Altmännerkrankheit)

Rezept

- Rainfarnsaft, 50 ml
- Wein, 1 ltr.

Rainfarnsaft mit Wein mischen und davon 3 x täglich ein Likörglas voll trinken.

Rainfarnsaft bereiten wir selbst. Dazu verwenden wir ausschließlich die Blätter.

Der Rainfarnwein hilft nicht, wenn es sich tatsächlich um einen Blasenstein handelt, der die Harnwege verlegt, oder wenn eine Schwellung (Tumor) diese Beschwerden verursacht.

Raute
(Ruta graveolens)

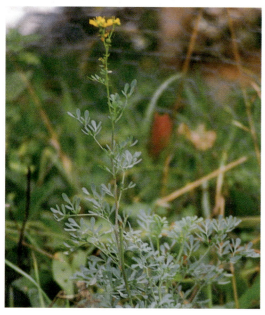

Die Weinraute – wie sie auch genannt wird – ist eine ausdauernde Pflanze. Sie bevorzugt sonnige Lagen und ist auch mit einem trockenen Standort zufrieden. Die gelben Blüten der 60 - 80 cm hohen Pflanze erblühen im Juni/Juli und werden von Bienen gerne besucht.

Verwendung: Rautenblätter
Ernte: während der Vegetationsperiode

„ ... Wenn ein Mensch in den Nieren und in den Lenden manchmal Schmerzen hat, dann geschieht dies oft wegen einer Magenkrankheit. Dann nehme Raute und Wermut von gleichem Gewicht und füge mehr als diese Bärenfett bei, und dies zerstoße er gleichzeitig, und damit reibe er sich um die Nieren und die Lenden kräftig am Feuer ein, wo er den Schmerz empfindet ..."

Indikation:
Nierenschmerz (Nierenbeckenentzündung)

Rezept

- Raute, 20 g
- Wermut, 20 g
- Bärenfett, 60 g

Raute und Wermut sehr klein schneiden. In der Reibschale gut zerstoßen und mit dem weichen Bärenfett vermischen.
Mit dieser Salbe werden Nierengegend und die Lenden bei offenem Feuerschein kräftig einmassiert, ca. 5 Minuten lang, bis die Haut eine deutliche Rötung zeigt.
Der Feuerschein kann von einer geöffneten Ofentüre, einem Lagerfeuer, einem Feuer im Gartengrill oder einem offenen Kamin stammen, aber es muß die Wärmeeinwirkung von brennendem Holz sein, am besten Ulmenholz.

Rotlichtlampen und andere elektrisch betriebene wärmeerzeugende Strahler sind für diese Art der Bestrahlung ungeeignet.

„ ... Wenn die Raute roh nach einer Mahlzeit gegessen wird, dann unterdrückt sie die unrechte Hitze des Blutes im Menschen, vermindert die Melancholie, und dämpft den (Magen-) Schmerz, den ein Mensch spürt, nachdem er etwas gegessen hat."

Indikation:
Magenschmerzen, Völlegefühl, Melancholie (Hitzewallungen?)

Rezept

- Weinrauteblätter, 2 - 5 Stück

Frische Weinrauteblätter nach dem Essen kauen.

Wer keine Weinraute im Garten hat, kann sich auch mit Weinrautetabletten behelfen.
Von diesen läßt man 1 - 3 Stück nach dem Essen auf der Zunge zergehen.

Ringelblume
(Calendula officinalis)

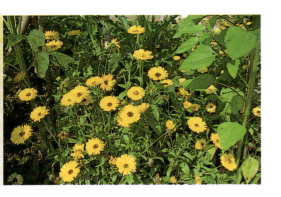

Die Ringelblume ist eine der häufigsten Blumen in unseren einheimischen Gärten. Sie ist einjährig, sät sich aber selbst überreichlich aus, so daß auch im nächsten Jahr wieder viele Jungpflanzen im Garten vorzufinden sind. In sonnigen, mäßig feuchten Lagen erreicht sie eine Höhe von ca. 60 cm. Ihre orangenen Blüten, die von Insekten beflogen werden, verschönern den Garten von Juni bis in den Oktober hinein.
Bedingt als Balkonpflanze geeignet.

Verwendung: Ringelblumenblüten
Ernte: während der Blüte (Juni - Oktober)

„Die Ringelblume ist kalt und feucht, und sie hat starke Grünkraft in sich, und sie ist gut gegen Gift. Denn wer Gift ißt, oder wem es verabreicht wurde, der koche Ringelblume in Wasser, und nach Ausdrücken des Wassers lege er sie so warm auf seinen Magen, und sie erweicht das Gift, und es wird von ihm ausgeschieden.
Aber dieser Mensch wärme alsbald guten Wein und lege genug Ringelblume hinein, und damit wärme er wiederum den Wein, und weil er Gift genommen hat, trinke er so jenen halbwarmen Wein, und er schneuzt das Gift entweder aus der Nase aus, oder er wirft es durch den Schaum, das heißt »schum« von sich aus."

Indikation:
Lebensmittelvergiftung, Pilzvergiftung, Vergiftung durch Chemikalien, Arzneimittelvergiftung, Salmonellose, verdorbener Magen

Rezept 1

- Ringelblumenblüten (mit oder ohne Kelch), 1-2 Handvoll
- Wasser, 1/2 ltr.

Die Ringelblumenblüten ca. 5 Minuten in Wasser kochen, abseihen und die Ringelblumenblüten so warm wie möglich auf die Magengegend auflegen.

Nun bereitet man sich sofort

Rezept 2

- Ringelblumenblüten, 1 Handvoll
- Wein, 1/4 ltr.

Den Wein erwärmen, vom Feuer (Kochstelle) nehmen, Ringelblumen einlegen und wiederum erwärmen; nicht kochen! Die Ringelblumen abseihen und den warmen Wein kleinschluckweise trinken.

Die Ringelblumenbehandlung (Auflage und Ringelblumenwein) ist das Mittel für akute Vergiftungserscheinungen. Gegen die tägliche, schleichende Vergiftung des Körpers durch Luft- und Umweltverschmutzung ist sie nicht wirksam. Dazu siehe Kapitel Salbei.

Vor jeder Eigenbehandlung muß ein Arzt oder Heilpraktiker konsultiert werden, um Schäden – die durch eine falsche Behandlung entstehen könnten – von vornherein auszuschließen! Das gilt nicht nur für die Ringelblumenanwendung, sondern für jeden Gebrauch von Arzneimitteln.

Rose
(Rosa centifolia)

" … Aber die Rose ist auch gut zu Tränken und zu Salben und zu allen Heilmitteln, wenn sie ihnen beigefügt wird, und sie sind umso besser, wenn ihnen etwas von den guten Kräften der Rose beigefügt wird, wenn auch wenig."

Verwendung:
Zusatzstoff für Heilmittel

REZEPT

- Rosenblüten und -blätter
- Olivenöl

Zur Bereitung des Rosenöls nehmen wir ein Einweckglas mit Schnappverschluß und geben etwa 1/4 - 1/2 ltr. Olivenöl hinein. Nun nehmen wir die Rosenblüten (ca. 90%) und die Rosenblätter (ca. 10%) und geben sie kleinportionsweise in das Olivenöl und tauchen sie unter. Ist die Olivenölmenge nicht mehr ausreichend, um neue Blüten aufzunehmen, so gießen wir nochmals Olivenöl ins Gefäß und fahren mit der Zugabe von Blütenblättern fort usw., bis das Glas zu 4/5 gefüllt ist. Zum Schluß soll das Olivenöl ca. 2 Fingerbreit über den Rosenblättern und -blüten stehen. Das verschlossene Glas stellen wir an die Sonne und schütteln es 1 x täglich auf. Nach 4 Wochen wird das „Rosenöl" abgepreßt, in dunkle Flaschen abgefüllt und an einem kühlen, lichtgeschützten Ort aufbewahrt. Wir verwenden es als Zusatz zu Salben und generell als Heilmittel-Grundlage, wo immer Hildegard Olivenöl in der Rezeptur angibt.

> Wenn wir Elixiere herstellen, so können wir ein paar Rosenblüten mitkochen, weil diese die Wirksamkeit des Heilmittels verbessern, deshalb werden wir stets getrocknete Rosenblüten zu Hause haben.

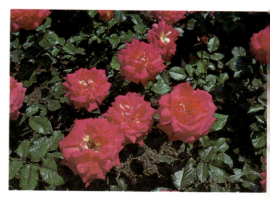

Der bis 2 m hohe Rosenstrauch benötigt humosen, mäßig feuchten Boden, einen sonnigen Platz, ist aber auch im Halbschatten zufrieden. Die weißen bis roten Blüten zieren den Strauch von Juni bis August. Sie versorgen die Insekten mit Blütenstaub und etwas Nektar. Wer die Früchte der Rose nicht sammeln will, kann sie für die Vögel als Winterfutter am Strauch belassen.

Verwendung: Rosenblüten und -blätter
Ernte: während der Blütezeit

" … Und wer jähzornig (und vergichtet, d.V.) ist, der nehme die Rose und weniger Salbei und zerreibe es zu Pulver. Und in jener Stunde, wenn ihm der Zorn aufsteigt, halte es an seine Nase. Denn der Salbei tröstet, die Rose erfreut …"

Indikation:
Jähzorn, unterstützend bei Gicht

REZEPT

- Rosenblüten und -blätter, 20 g
- Salbeiblätter und -blüten, 15 g

Rose und Salbei in der Sonne trocknen und zusammen pulverisieren. Dieses Pulvergemisch geben wir in eine kleine Dose und tragen sie stets bei uns.
Bei einem Zornanfall halten wir die geöffnete Dose an die Nase und nehmen den Duft der Kräuter auf. Es ist nicht nötig, das Pulver zu schnupfen!

Salbei
(Salvia officinalis)

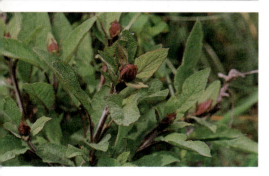

Verwendung: Salbeiblätter
Ernte: vor und während der Blüte

„ ... Wenn jemand den Urin wegen der Kälte des Magens nicht halten kann, koche er Salbei in Wasser und seihe dies durch ein Tuch, und er trinke es oft warm, und er wird geheilt werden."

Indikation:
Unkontrollierter Urinabgang, Bettnässen

Rezept

- Salbeiblätter, 3 TL
- Wasser, 1/2 ltr.

Salbeiblätter ca. 5 Minuten in Wasser kochen, abseihen und mehrmals täglich eine Tasse warmen Salbeitee trinken.

Auch im Medizin-Lehrbuch „Causae et curae" beschreibt Hildegard den unkontrollierten Urinabgang als Folge eines „kalten Magens". Zu diesem Thema siehe Kapitel im Buch „Hildegard-Medizin-Praxis".

Salbeitee bei Bettnässen hilft nicht, wenn das Grundleiden nervösen oder psychischen Ursprungs ist. Dazu ist dieses Grundleiden bevorzugt zu behandeln!

Der Gartensalbei ist ein 60 - 80 cm hoher blaublühender, ausdauernder Halbstrauch, der sonnige Lagen und einen nährstoffreichen, nicht zu trockenen Boden schätzt. Seine Blüten sind eine gute Bienenweide, und seine Blätter werden in der Küche gerne als Gewürz verwendet.

„ ... roh und gekocht ist er für jenen gut zu essen, den schlechte Säfte plagen, weil er diese unterdrückt. Nimm aber Salbei, pulverisiere ihn und iß dieses Pulver auf Brot, und es vermindert den Überfluß der schlechten Säfte in dir."

Indikation:
Schädigung durch Umweltgifte (Luftverschmutzung, giftige Dämpfe z.B. von Holzschutzmitteln), Unwohlsein, Völlegefühl, nach dem Genuß von „Küchengiften" (z.B. Erdbeeren)

Rezept

- Salbeiblätter oder Salbeipulver

Ob roh, gekocht oder pulverisiert unterdrückt Salbei die schlechten Säfte; Salbei sollte aber nicht zu hoch dosiert eingenommen werden, um mögliche Überempfindlichkeitserscheinungen nicht zu provozieren.

„ ... Und wer von irgendeiner schmutzigen Sache (äußere Faktoren, Umweltverschmutzung, Verwesungsgeruch ...) an dem Gestank leidet, der stecke Salbei in die Nase, und das hilft ihm (den Gestank zu ertragen)."

Indikation:
Geruchsbelästigung durch Luft- und Umweltverschmutzung

Rezept

- frische Salbeiblätter

In jedes Nasenloch ein frisch gepflücktes zusammengerolltes Salbeiblatt stecken.

Sanikel
(Sanicula europaea)

Sanikel ist zwar in der „Roten Liste gefährdeter Farn- und Blütenpflanzen Bayerns" in der Neubearbeitung von 1986 nicht enthalten, da aber sein Bestand vielerorts sehr stark rückläufig ist, sollte er zur Heilmittelgewinnung ausschließlich im Garten kultiviert werden.

Die ausdauernde, 10 - 50 cm hohe Pflanze kommt in der Natur auf feuchtem, mullreichem Boden von Laub-, Misch- und Nadelwäldern vor. Sanikel verträgt keine intensive Sonnenbestrahlung und soll daher an einem schattigen Ort angepflanzt werden. Die weißen Blüten zeigt er von Mai bis Juli.

Verwendung: ganze Sanikelpflanze
Ernte: Juni

„ ... Im Sommer, wenn er grün ist, ziehe ihn mit den Wurzeln aus und koche ihn in Wasser und dann seihe dieses Wasser durch ein Tuch, und dann gib diesem Absud Honig und etwas Süßholz bei und mache so eine Honigwürze, und trinke sie oft nach dem Essen. Und aus deinem Magen nimmt sie den Schleim weg und hilft den kranken Eingeweiden."

Indikation:
Bauchschmerzen, Verdauungsstörungen, Entzündungen und Schmerzen im Magen-Darm-Bereich, Sekretionsstörungen des endo- und exokrinen Drüsenapparates

Sommer-Rezept

- frische Sanikelpflanzen mit Wurzel, 100 g
- Wasser, 2,5 ltr.
- Honig, 500 g
- Süßholzsaft (oder Süßholzwurzel), 50 g

Frische Sanikelpflanzen ca. 10 Minuten in Wasser kochen, abseihen. Dem Sanikelabsud Honig und Süßholzsaft (Lakritzsaft) zugeben und noch einmal aufwallen lassen. Heiß in sterilisierte Flaschen abfüllen.
Von diesem Sanikelelixier nehmen wir nach jeder Mahlzeit 1 - 2 Likörgläser voll.

„Aber trockne auch Sanikel vorsichtig an der Sonne, damit er seine Kräfte nicht verliere, weil die Sonne die Kräfte der Kräuter nicht wegnimmt, wenn sie getrocknet werden; das Feuer aber nimmt die Kräfte. Und das so getrocknete Kraut zerreibe sachte, so daß es nicht vollständig pulverisiert werde. Und dieses Pulver bewahre für den Winter auf. Und dann im Winter laß Wein mit etwas Honig und Süßholz aufkochen, das heißt »welle«, und gib dieses Pulver hinein, und trinke es so oft nach dem Essen, und es vertreibt den Schleim aus dem Magen und führt die leidenden Eingeweide zur Gesundheit zurück."

Indikation:
siehe Sommer-Rezept

Winter-Rezept

- sonnengetrocknetes, zerriebenes Sanikelkraut, 20 g
- Honig, 150 g
- Süßholz (-wurzel), 30 g
- Wein, 2 ltr.

Honig, Süßholzwurzel und Wein zusammen ca. 5 Minuten kochen, das getrocknete Sanikelkraut zugeben und noch einmal kräftig aufwallen lassen, durch ein grobes (weitmaschiges) Sieb seihen und heiß in sterilisierte Flaschen abfüllen. Von dieser Winter-Zubereitung des Sanikel-Elixiers nehmen wir täglich 1 - 2 Likörgläser voll nach jeder Mahlzeit.

Das Abseihen der fertigen Zubereitung kann man sich sparen, wenn man statt der Süßholzwurzel Lakritzsaft verwendet.

Die Unterscheidung zwischen Sommer- und Winter-Rezept zeigt auch, daß das Elixier nicht zu lange lagerbar ist und bei Bedarf frisch zubereitet werden soll.

„... Wer aber durch ein Eisen verwundet ist, der drücke den Saft des Sanikel aus und gebe ihn in Wasser, und das trinke er nach dem Essen. Oder wenn es Winter ist, gebe das Pulver in Wasser und trinke dies oft nach dem Essen, und es reinigt innerlich die Wunden und heilt sie allmählich vollständig aus."

Indikation:
Verletzungen (Schnitt-, Riß- oder Stichwunden), nach Operationen

Sommer-Rezept

- Sanikelsaft

4 - 5 Tropfen Sanikelsaft in einem Likörglas Wasser nach dem Essen trinken.

Winter-Rezept

- Sanikelpulver

1 - 2 MS Sanikelpulver in 1/8 ltr. Wasser schluckweise nach dem Essen trinken.

Wundheilung: siehe auch Schafgarbe

Schafgarbe
(Achillea millefolium)

„Die Schafgarbe ist etwas warm und trocken, und sie hat besondere feinstoffliche Kräfte für die Wunden. Denn wenn ein Mensch durch einen Schlag verletzt wird, wäscht man die Wunde mit Wein, und es soll in Wasser mäßig gekochte Schafgarbe so warm über das Tuch, das auf der Wunde liegt, gebunden werden, nachdem ihr das Wasser etwas abgepreßt wurde. Und so nimmt sie der Wunde die Fäulnis und die Schwären, das heißt das Geschwür, und sie heilt die Wunde. Diese Auflage wechsle man oft und so lange es nötig ist.
Nachdem aber die Wunde begonnen hat, sich ein wenig zusammenzuziehen und zu heilen, dann soll man das Tuch weglassen und ohne dieses die Schafgarbenauflagen fortführen, und die Wunde wird umso makelloser und vollkommener verheilt."

Indikation:
Fleischwunden, oberflächliche Wunden

REZEPT

- Schafgarbenkraut
- Wein
- Leinentuch

Zuerst die Wunde mit reinem Wein auswaschen, sodann wird sie mit einer sterilen Leinenkompresse bedeckt. Auf diese Leinenkompresse geben wir das frisch gekochte (2 - 3 Minuten in Wasser köcheln lassen) und leicht ausgepreßte Schafgarbenkraut und fixieren es mit einer elastischen Binde.
Je nach Art und Grad der Verletzung soll diese Wundauflage oft (3 - 10 x täglich) erneuert werden. Dabei ist jedes Mal frische Schafgarbe zu verwenden. Die gebrauchten Kräuter werden kompostiert. Sobald sich die Wunde geschlossen hat, legen wir das gekochte Kraut direkt auf die frische Narbe auf.

Die ausdauernde, ca. 40 - 60 cm hohe, von Juni bis Oktober weiß blühende Schafgarbe kommt vor allem auf mäßig feuchten Wiesen und an Wegrändern vor. Zum guten Gedeihen benötigt sie eine sonnige Lage. Sie kommt in der Natur sehr häufig vor, besonders auf Schafweiden – wie der Name schon sagt.

Verwendung: Schafgarbenkraut
Ernte: Mai - September

„ … Wer aber im Körperinnern eine Wunde erhielt, sei es, daß er durch Spieße verwundet oder daß er innerlich zusammengeschnürt wurde, der pulverisiere die Schafgarbe und trinke jenes Pulver in warmem Wasser. Und wenn es ihm besser geht, dann nehme er dieses Pulver in warmem Wein, bis er geheilt wird."

Indikation:
Tiefe Wunden, Operationen aller Art

REZEPT

- Schafgarbenpulver

2 - 3 x täglich 1 MS Schafgarbenpulver einige Tage in warmem Wasser trinken. Danach das Pulver (1 MS) in einem Likörglas warmem Wein einnehmen.

Das Schafgarbenpulver hat sich für die Operationsvorbereitung und die Wundheilung nach der Operation bestens bewährt. Man beginnt ein bis zwei Wochen vor dem geplanten OP-Termin mit der Einnahme des Schafgarbenpulvers in warmem Wasser oder Petersilien-Honig-Wein. Nach der Operation nimmt man das Pulver in warmem Wasser.
Sobald der Patient aus dem Krankenhaus entlassen wird, ersetzen wir das warme Wasser durch warmen Wein, der dann bis zur vollständigen Genesung genommen wird. Nachdem die Fäden gezogen sind, kombinieren wir diese „innerliche Wundbehandlung" mit den Schafgarbenkrautauflagen.

Schlüsselblume
(Primula veris)

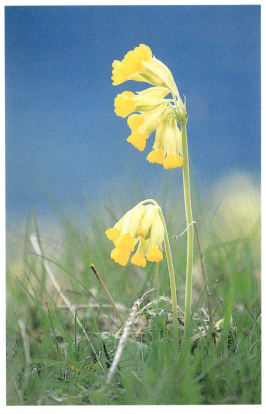

Alle wildwachsenden Pflanzen sind geschützt!

„Dieses Kraut erhält seine Kraft überwiegend von der Kraft der Sonne. Aus diesem Grund unterdrückt es die Melancholie im Menschen. Die Melancholie macht den Menschen traurig und in seinem Benehmen unruhig, wenn sie in ihm aufsteigt und läßt ihn Worte gegen Gott aussprechen. Das bemerken die Luftgeister, eilen zu ihm und machen ihn durch ihre Einflüsterungen wahnsinnig. Daher lege dieser Mensch das Kraut auf das Fleisch und an sein Herz, damit es davon warm werde und die Plaggeister werden weichen, weil sie die „Sonnenkraft" dieses Krauts verschmähen."

Indikation:
Melancholie, Depression, Psychosen, Alpdrücken, Herzdruck

Rezept

- einen Bund blühende Schlüsselblumen

Die frisch gepflückten Schlüsselblumen auf die Herzgegend auflegen und mit einer elastischen Binde fixieren. 2 - 3 Stunden liegen lassen.

Der Himmelschlüssel ist eine ausdauernde Pflanze, die eine Höhe von 15 - 25 cm erreicht. Sie bevorzugt feuchte bis mäßigfeuchte nährstoffreiche, aber ungedüngte Böden und kommt sowohl in sonnigen wie in schattigen Lagen vor. Ihre gelben Blüten, die am Ende eines blattlosen Blütenstengels als Dolde erscheinen, werden gerne von Bienen angeflogen.

Verwendung:
frisches, blühendes Schlüsselblumenkraut
Ernte: März - Mai

Nicht anzuwenden bei Primelallergie!

Schöllkraut
(Chelidonium majus)

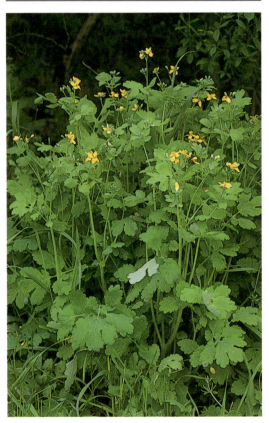

„ … Wer aber etwas Unreines (Ekliges) ißt oder trinkt oder berührt, wovon er im Körper geschwürig wird, der nehme altes Fett und gebe ihm genug Saft vom Schöllkraut bei und zerstoße es damit, und so zerlasse er es zusammen in einer Schüssel, und dann salbe er sich mit dem Talg, und er wird geheilt."

Indikation:
Warzen, geschwürige Haut

Rezept

- Schöllkrautsaft, 10 g
- altes Fett, 50 g

Den Pflanzensaft und das Fett in einer Reibschale zusammen zerstoßen und dann in einer Pfanne miteinander verschmelzen und wieder kaltrühren.
Die Warzen 1- 2 x täglich dünn mit der Salbe einreiben.

Schöllkraut ist eine ausdauernde Pflanze und wird 40 bis 60 cm hoch. Sie benötigt einen mäßig feuchten Boden und eine sonnige bis halbschattige Lage. Die gelben kleinen Blüten erscheinen von Mai bis September.

Verwendung: Schöllkraut
Ernte: Mai - September

Schwertlilie
(Iris germanica, - florentina, - versicolor)

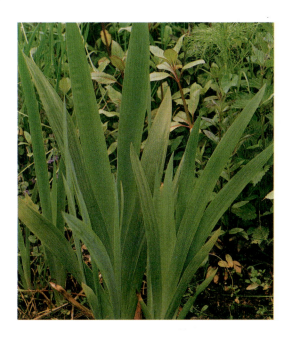

„... Im Mai aber nimm den Saft ihrer Blätter und mache Fett in einer Schüssel flüssig und füge diesen Saft bei und bereite so eine Salbe, so daß diese grün erscheint. Und jenen, der die kleine Krätze hat, den salbe oft mit dieser Salbe, und er wird geheilt werden ..."

Indikation:
Hautausschläge, unreine Haut

Rezept

- Irisblättersaft, 10 ml
- Ziegenfett, 100 g

Das Fett in einem Topf verflüssigen und den Irisblättersaft langsam zugeben, vom Feuer nehmen und unter ständigem Rühren erkalten lassen.
In kleine Salbenkruken füllen und kühl aufbewahren. 2- 3 x täglich auf die betroffenen Hautstellen dünn auftragen.

Die Schwertlilie ist außerdem ein wichtiger Bestandteil in der „Nervensuppe" (siehe Muskatnuß).

Alle wildwachsenden Pflanzen sind geschützt!

Alle Schwertlilienarten sind ausdauernde Stauden und erreichen eine Höhe von 15 cm (Iris pumila) bis 150 cm (Iris pseudacorus). Für unsere Heilmittel verwenden wir die blauviolett blühende Iris germanica (deutsche Schwertlilie), die weißblühende Iris florentina (Veilchenwurzel) oder die in ihrer Blütenfarbe von gelb bis violett variierende Iris versicolor. Alle diese Arten benötigen einen feuchtnassen, humosen Boden und einen guten Platz an der Sonne. Sie blühen von Mai bis Juli.

Verwendung: Blätter
Ernte: Mai

Sellerie
(Apium graveolens)

„Aber wer von Gicht so geplagt wird, daß sich sein Mund zusammenzieht und verzerrt, und daß seine Glieder zittern, und daß er sogar an seinen Gliedern verkrümmt, der pulverisiere Selleriesamen und füge zu einem Drittel Raute bei und auch von der Muskatnuß weniger als vom Rautepulver und weniger Gewürznelken als Muskatnuß und weniger Steinbrech als Gewürznelken. Und dies alles mache er zu Pulver, und er esse dieses Pulver sowohl vor als auch nach dem Essen, und die Gicht wird von ihm weichen, weil es das beste Mittel gegen Gicht ist ..."

Indikation:
Rheuma, Gicht (Jähzorn), M. Parkinson, Arthrose, Arthritis

REZEPT

- Selleriesamen, 60 g
- Weinraute, 20 g
- Muskatnuß, 15 g
- Gewürznelken, 10 g
- Steinbrech, 5 g

Alle Zutaten vermischen und pulverisieren.

Von diesem Rheumapulver nehmen wir vor und nach jeder Mahlzeit 1/2 - 1 TL voll auf einem kleinen Stückchen Brot. Das Pulver muß gut eingespeichelt werden.

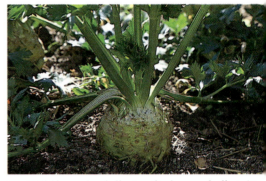

Die Wildform des Sellerie gilt als verschollen, ist deshalb 100%ig geschützt!

Sellerie ist eine zweijährige Gemüsepflanze. Wir unterscheiden drei verschiedene Kultursorten: Blattsellerie, Knollensellerie und den in unserer Gegend weniger bekannten Bleichsellerie.
Für unser Heilmittel benötigen wir Selleriesamen
Um aus dem zweijährigen Sellerie, der erst im zweiten Jahr seinen Samen ausbildet, eine „einjährige" Pflanze zu machen, können wir uns ein paar Tricks bedienen, die aber leider nicht immer zum Erfolg führen.
Sellerie an sich benötigt zum guten Gedeihen einen feuchtnassen, warmen (Sonnenlage) Boden. Im Frühjahr soll er möglichst keinen Spätfrost mehr abbekommen, um seine „Zweijährigkeit" nicht zu verlieren, wenn wir den Sellerie als Gemüse ziehen!

Der Trick, aus dem zweijährigen einen einjährigen Sellerie zu machen, besteht darin, daß wir den jungen, vorgezogenen Selleriepflanzen im Frühjahr (April) einen kleinen Kälteschock (1 - 2 Wochen 2 - 5° C) verabreichen. Das kann genügen, um der Pflanze einen überstandenen Winter zu suggerieren und sie zum Blühen und somit zum Ausbilden von Samen zu veranlassen. Der andere Kunstgriff besteht darin, den Sellerie an einen trockenen, sonnigen Platz zu setzen. Auch das kann die Blüten- und Samenbildung anregen.

Verwendung: Selleriesamen
Ernte: Herbst

Speik-Lavendel
(Lavendula spica)

„... Und wer Lavendel mit Wein kocht oder, wenn er keinen Wein hat, mit Honig und Wasser kocht und so au oft trinkt, der mildert den Schmerz in der Leber und in der Lunge und die Dämpfigkeit in seiner Brust, und er bereitet reines Wissen und einen klaren Verstand."

Indikation:
Leberschmerz, Lungenschmerz, Kurzatmigkeit, unterstützend bei Lernschwierigkeiten, Schulproblemen

REZEPT

- Speik-Lavendel, 1 EL
- Honig, 1 EL
- Wasser, 1/2 ltr.

Speik und Honig zusammen in Wasser 5 - 10 Minuten kochen, abseihen und täglich vor und nach jeder Mahlzeit lauwarm trinken.

Dieser Speiktee ist auch Schulkindern zu empfehlen, um den Anforderungen in der Schule nachzukommen. Die Mengen können gerne variiert werden, so daß evtl. weniger Speik, dafür etwas mehr Honig oder auch weniger genommen werden kann.

Erwachsene dürfen den Lavendel in Wein gekocht verwenden, allerdings ohne Honigzusatz.

REZEPT

- Speik-Lavendel, 1 EL
- Wein, 1/2 ltr.

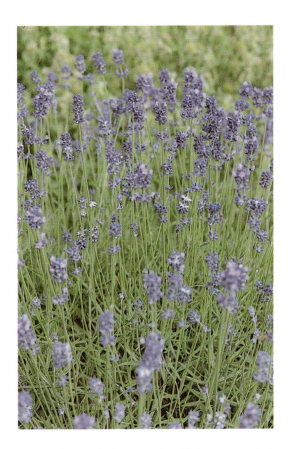

Der ausdauernde, immergrüne Halbstrauch wird in unseren Breitengraden 30 - 70 cm hoch. Er liebt trockene, sonnige Lagen, benötigt aber guten humosen Boden und ab und zu etwas Kompost. Seine lila Blüten, die gerne von Bienen beflogen werden, zeigt er von Juni bis Juli.

Verwendung: Speikkraut
Ernte: Juni - September

Süßholz
(Glyzyrrhiza glabra)

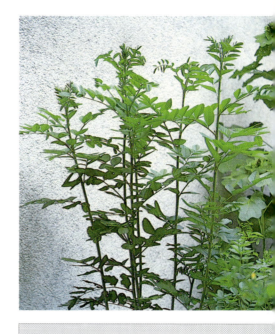

Die ausdauernde Pflanze wird 80 bis 140 cm hoch und wächst auf mäßig feuchtem, humosem Boden. Sie wächst sowohl in der Sonne, verträgt aber auch etwas Schatten (Halbschatten). Ihre lila Blüten sitzen an 8 bis 15 cm langen, aufrechten Trauben. Die Blütezeit geht von Juni bis September.

Verwendung: Süßholzkraut
Ernte: während der Vegetationsperiode

Verwendung: Süßholzwurzel
Ernte: im Herbst

„Das Süßholz ist von gemäßigter Wärme und bereitet dem Menschen eine klare Stimme, auf welche Weise es auch immer gegessen wird, und es macht seinen Sinn mild und erhellt die Augen und erweicht seinen Magen zur Verdauung. Aber auch dem Menschen, der krank ist, nützt es sehr, wenn er es oft ißt, weil es die Aufgeregtheit, die in seinem Gehirn ist, auslöscht."

Indikation:
Verdauungsstörungen, Heiserkeit, Depressionen, Manien, vegetative Dystonie, zur Suchtentwöhnung, als Augenmittel

REZEPT

- Lakritzsaft

Zum Süßen von Mahlzeiten etwas Lakritzsaft verwenden oder 1/2 TL Lakritzsaft auf der Zunge zergehen lassen und gut einspeicheln.

REZEPT

- Süßholzwurzeln, 2 TL

Süßholzwurzeln in 1/4 ltr. Wasser kochen und diesen Absud warm trinken.

Hildegard schreibt im Text eigentlich nur von Süßholz. Möglicherweise kann auch das Kraut verwendet werden.

REZEPT

- Süßholzpulver

Als Gewürz je nach Geschmack verwenden.

Der Originaltext schreibt keine spezielle Anwendungsweise vor. Deshalb können wir unter den Rezeptvorschlägen das auswählen, welches uns am besten zusagt.

Veilchen
(Viola odorata, V. tricolor)

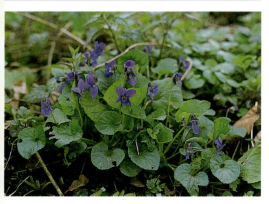

Das Duftveilchen ist eine ausdauernde, von März bis April violett blühende Pflanze, die eine Höhe von 10 bis 20 cm erreicht. Sie benötigt mäßig feuchtes, nährstoffreiches Erdreich und einen sonnigen Platz, gedeiht aber auch im Halbschatten.

Verwendung: Veilchenblätter und -blüten
Ernte: März - Mai

Gestörtes Seelenleben kann negative Auswirkungen auf die Organe des Körpers haben. Deshalb ist es sehr wichtig, nicht nur auf die körperliche, sondern auch auf die seelische Gesundheit zu achten.

„ … Und wenn jemand durch Melancholie und Verdruß in seinen Gedanken niedergedrückt wird und dadurch die Lunge schädigt, der koche Veilchen in reinem Wein und er seihe es durch ein Tuch, und diesem Wein gebe er Galgant bei sowie Süßholz nach Belieben, und so mache er einen Klartrank und trinke, und es unterdrückt die Melancholie und macht ihn froh und heilt seine Lunge."

Indikation:
Melancholie, Depression, Freudlosigkeit und daraus resultierende Lungenaffektion

Rezept

- Veilchenblätter und -blüten, 15 g
- Galgantwurzel, 5 g
- Süßholzwurzel, 15 g
- Wein, 1 ltr.

Das Veilchenkraut ca. 5 Minuten in Wein kochen, abseihen. Diesem „Veilchen-Wein" geben wir Galgant und Süßholzwurzel bei, lassen noch einmal aufwallen, seihen es durch ein Tuch und füllen es heiß in sterilisierte Flaschen.
Von diesem Veilchenelixier nehmen wir 2 - 3 x täglich 1 - 3 Likörgläser voll ein.

„Und wenn jemand Kopfweh hat oder wessen Fleisch die Krebse zerfressen, oder wenn er irgendwelche Geschwüre in seinem Körper hat, dann nehme er Veilchensaft und zum dritten Teil dieses Saftes Olivenöl, und gemäß der Menge des Veilchensaftes Bockstalg, und dies bringe er gleichzeitig in einem neuen Topf zum Sieden und bereite eine Salbe. Und wer Kopfweh hat, der salbe damit die Stirne in der Quere, und es wird ihm besser gehen. Aber wo auch der Krebs und andere Geschwüre einen Menschen zerfressen, soll darüber gesalbt werden, und sie werden sterben, wenn sie davon gekostet haben."

Indikation:
Hautgeschwüre, Kopfschmerzen, zur Narbennachbehandlung, Muttermale, geschwürige Erkrankung der Brustdrüse (Brustkrebs)

Rezept

- Veilchensaft, 30 g
- Olivenöl, 10 g
- Bockstalg, 30 g

Die Zutaten in einem Topf zusammen schmelzen, kalt rühren und in kleinen Salbenkruken im Kühlschrank aufbewahren. Die betroffenen Hautstellen 1 - 2 x täglich hauchdünn einsalben.

Wegerich (Plantago major, - media, - lanceolata)

„Wenn aber einem Menschen an irgendeiner Stelle ein Knochen durch einen Unfall zerbrochen wird, dann schneide er Wegerichwurzeln in Honig, und er esse es täglich nüchtern, und er koche auch mäßig die grünen Blätter der Malve und fünfmal soviel Blätter oder Wurzeln vom Wegerich mit Wasser in einem neuen Topf, und er lege sie oft warm auf die Stelle, wo es schmerzt, und der gebrochene Knochen wird geheilt werden."

Indikation:
Knochenbrüche

REZEPT

- Wegerichwurzeln, 100 g
- Honig, 500 g

Wegerichwurzeln waschen, abtrocknen, mit dem Wiegemesser fein schneiden und in den leicht angewärmten Honig einrühren. Von diesem Wegerichwurzelhonig nehmen wir täglich vor jeder Mahlzeit 1 TL voll und lassen ihn auf der Zunge zergehen.
(Für die Skisaison können wir den Wegerichwurzelhonig schon im Sommer herstellen; oder wir trocknen die Wurzeln und bereiten das Heilmittel erst, wenn's „geknackt" hat.)

REZEPT

- Malvenblätter (Käsepappel), 10 g
- Wegerichblätter oder -wurzeln, 50 g

Malven- und Wegerichblätter mischen und leicht kochen, abtropfen lassen und warm über die schmerzende Bruchstelle legen. Wenn möglich, mit einem Tuch fixieren.
Die Packung wird 2 - 3 x täglich erneuert.

Spitzwegerich, Mittlerer Wegerich wie auch Großer Wegerich sind ausdauernde Pflanzen, die sich sowohl an der Blatt- und Wuchsform als auch an Blütenform und Blütezeit unterscheiden. Sie benötigen einen sonnigen, feuchten bis mäßig feuchten Standort. Die blattlosen Blütenstengel mit ihren weißlichen Blüten erreichen eine Höhe von 40 - 50 cm.

Verwendung: Wegerichblätter
Ernte: während der Vegetationsperiode (April - Oktober)

Verwendung: Wegerichwurzeln
Ernte: Herbst

„ ... Und wenn eine Spinne oder ein anderes Gewürm einen Menschen berührt oder sticht, dann soll er die Stichstelle sofort mit Wegerichsaft einreiben, und es wird ihm besser gehen ..."

Indikation:
Insektenstiche, Juckreiz nach Insektenstichen

REZEPT

- Wegerichsaft

Den Wegerichsaft auf der Biß- oder Stichstelle verreiben. Zur Bereitung von Wegerichsaft können alle drei Wegericharten verwendet werden, nämlich Breitwegerich, Mittlerer Wegerich und Spitzwegerich.
(Wegerichsaft muß mit Alkohol konserviert werden, da er sonst verdirbt.)

Wer keinen Wegerichsaft bei sich hat, kann auch die frischen Pflanzen mit den Fingern zerreiben oder zerkauen und den Pflanzenbrei auf die Stichstelle auflegen. Nach 3 - 5 Minuten erneuert man die Auflage.

Wenn die Auflage unmittelbar nach dem Stich erfolgt, klingen Schmerz und Schwellung rasch ab, und der Stich ist bald vergessen.

Weizen
(Triticum)

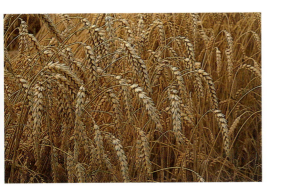

Weizen ist eine einjährige Getreidepflanze, die je nach Züchtung eine Höhe von 70 bis 120 cm erreicht. Der Weizen benötigt eine sonnige Lage und einen nährstoffreichen, mäßig feuchten Ackerboden. Er blüht von Juni bis Juli.

Verwendung: Weizenkörner
Ernte: Juli - August

„ ... Und wer im Rücken und in den Lenden Schmerzen hat, der koche Weizenkörner in Wasser und lege sie so warm auf die schmerzende Stelle, und die Wärme des Weizens wird jene Krankheit vertreiben."

Indikation:
Rückenschmerzen, Ischialgien, Hexenschuß, Zustand nach Bandscheibenvorfall, Spinalsklerose

Rezept

• Weizenkörner, 1 kg

Weizenkörner in Wasser weichkochen, abseihen und mit den Körnern eine Rückenpackung machen.

Dazu legen wir auf eine Liege oder ins Bett eine wasserdichte Unterlage und darauf ein großes Handtuch. Darauf breiten wir die nicht zu weich gekochten, heißen Weizenkörner in Form eines 10 cm breiten und ca. 60 - 80 cm langen Streifens aus. Mit dem nackten Rücken legen wir uns 3 - 4 Stunden auf die wohltemperierten Weizenkörner und decken uns gut zu.
In der Regel wird die Packung an drei aufeinander folgenden Tagen 1 x täglich gemacht. Danach pausiert man einen Tag und kann eine weitere 3-Tage-Kur anhängen.

Auch Jaspis-Auflagen haben sich bei den angeführten Indikationen bestens bewährt (siehe im Buch „Hildegard-Medizin-Praxis").

Von Patienten wurde berichtet, daß sie die unangenehme Empfindung hatten, daß „Etwas" aus dem Rücken herausgezogen wird. Nachdem sie aber diese „Sensationen" überwunden hatten, waren sie beinahe schmerzfrei.

Wermut
(Artemisia absinthium)

„Der Wermut ist sehr warm und sehr kräftig und ist der wichtigste Meister gegen alle Erschöpfungen. ... Und gieße auch von seinem Saft in Baumöl, so daß das Öl jenen Saft um zwei Teile übertrifft, und wärme es in einem gläsernen Gefäß an der Sonne, und bewahre es so das ganze Jahr hindurch auf. Und wenn irgendein Mensch in der Brust und um die Brust Schmerzen hat, so daß er davon hustet, dann salbe ihn auf der Brust damit. Und wer in der Seite Schmerzen hat, der salbe dort, und es heilt ihn innen und außen."

Indikation:
Husten, Rippenfellentzündung, Bronchitis

REZEPT

- Wermutsaft, 20 ml
- Olivenöl, 60 ml

Den Wermutsaft mit Olivenöl vermischen und in einem Glas zwei Wochen lang an der Sonne stehen lassen. Vor Gebrauch gut schütteln. Bei Husten Brust und Rücken kräftig einreiben.

Sollten bei empfindlicher Haut (z.B. bei Säuglingen und Kleinkindern) allergische Erscheinungen in Form von starkem Juckreiz, Hautrötung, Hautschwellung oder ähnlichem auftreten, so nehme man wenige Tropfen vom Wermutöl und verdünne dieses vor dem Einreiben noch einmal mit etwas Olivenöl (3 Tropfen Wermutöl und 10 Tropfen Olivenöl).

Die ausdauernde Staude bevorzugt mäßig feuchte, sonnige Lagen und erreicht eine Höhe von ca. 180 cm. Die gelbgrünen Blüten erscheinen von Juli bis September.

Verwendung: Frühlingswermutkraut
Ernte: April - Mai

Verwendung: Wermutkraut
Ernte: Mai - August

„ ... Und wenn der Wermut frisch ist, zerstoß ihn und presse seinen Saft durch ein Tuch, und dann koche Wein mit Honig ein wenig, und gieß diesen Saft in den Wein, so daß derselbe Saft den Wein und den Honig an Geschmack übertrifft, und trinke dies nüchtern von Mai bis Oktober jeden dritten Tag, und es unterdrückt die „Lancksucht" und die Melancholie in dir, und es macht deine Augen klar, und es stärkt das Herz, und es läßt nicht zu, daß die Lunge krank wird, und es wärmt den Magen, und es reinigt die Eingeweide, und es bereitet eine gute Verdauung."

Indikation:
Nierenschwäche, Melancholie, Depressionen, Herz- und Kreislaufschwäche, Magenfunktionsstörungen, Verdauungsstörungen, als Schutz vor Lungenkrankheiten (Tbc)

REZEPT

- frisch gepreßter Frühlingswermutsaft, ca. 50 - 100 ml
- Honig, ca. 400 g
- Wein, 3 ltr.

Den Honig in den Wein geben und vorsichtig aufkochen. Diesem Gemisch wird der frisch gepreßte Wermutsaft zugegeben, noch einmal aufgekocht und heiß in sterile Flaschen abgefüllt und sofort verschlossen. So hält er sich bis Oktober und länger.
Von diesem Wermutwein trinken wir jeden zweiten Tag morgens nüchtern ein bis zwei Likörgläser voll.

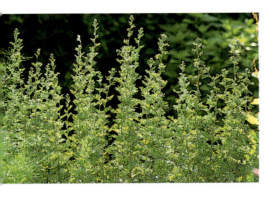

„Ein Mensch aber, der von fauligem Blut geplagt wird und durch eine Ausscheidung des Gehirns an den Zähnen leidet, der koche Wermut und Eisenkraut in gleichem Gewicht in gutem Wein in einem neuen Topf, und er seihe diesen Wein durch ein Tuch und trinke ihn unter Beigabe von ein wenig Zucker. Aber er lege auch diese warmen Kräuter, wenn er schlafen geht, auf seinen Kiefer und binde ein Tuch darüber. Und dies tue er, bis er geheilt wird."

Indikation:
Zahnschmerzen, Zahnwurzelgranulom, Herdgeschehen im Zahn- und Kopfbereich

REZEPT

- Wermutkraut, 50 g
- Eisenkraut, 50 g
- Wein, 1/2 ltr.

Einen gehäuften EL der Kräutermischung in 1/2 ltr. Wein ca. 5 Minuten kochen, abseihen, den Absud etwas zuckern (mit Rohrzucker) und warm über den Tag verteilt trinken.

Abends vor dem Schlafengehen die Kräuter leicht erwärmen und über dem schmerzhaften Kiefer bzw. über dem Zahnherd mit einem Tuch fixieren und über Nacht einwirken lassen.

Um den Körper von fauligem Blut zu befreien ist in diesem Fall auch ein Aderlaß mit in Betracht zu ziehen.

Ein kleiner Tip für Imker:

Der Wermut hat von Hildegard das Prädikat „wichtigster Meister gegen alle Erschöpfungen" erhalten. Das sollte uns etwas zu denken geben. Sind nicht die Bienenvölker, die von der Varroamilbe befallen sind, auch kraftlos, müde, oder könnte man nicht sagen, erschöpft?

Seit ich von Hildegard um die Kraft des Wermuts weiß, verwende ich für die Einfütterung Wermut-Tee.
Auf 4 Liter Wasser gebe ich die Blätter und Fruchtstände von 2 - 3 Stengeln Wermut, koche dieses ca. 10 Minuten und seihe ab. Das Ergebnis ist ein gründlicher, sehr bitterer Absud, der so heiß auf ein Zuckergemisch (70% Zucker, 30% Blütenhonig) gegossen wird. Das Wermuttee-Futter wird warm aufgesetzt, und die Bienen nehmen es gerne ab.
Dank dieser Fütterung hatte ich bisher auch keine Schwierigkeiten mit der Nosema (Frühjahrsdurchfall) und anderen Darmkrankheiten im Bienenvolk.

Manche Imker benutzen – wenn sie zu den Bienen gehen – keinen Rauch mehr als „Einschüchterungsmittel", sondern Wasser, das sie mit dem Microzerstäuber über die Bienen spritzen. Auch hier kann man das Wasser durch Wermuttee ersetzen.
Für die Gesunderhaltung der Bienen sollte jeder Imker ein oder zwei Wermutstöcke vor sein Bienenhaus pflanzen.

Ysop
(Hysoppus officinalis)

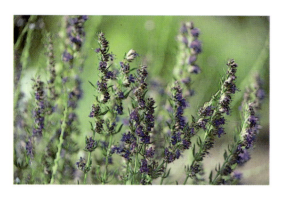

Ysop ist ein ausdauernder Halbstrauch, wird bis zu 80 cm hoch und benötigt zum guten Gedeihen einen sonnigen Platz und gute, nährstoffreiche Gartenerde. Seine blauen bis blauvioletten Blüten, von denen viele Bienen gerne Nektar holen, zeigt er von Juni bis September. Ysop sollte in keinem Garten fehlen.

Verwendung: Ysopkraut
Ernte: vor und während der Blüte

„Aber wenn die Leber infolge der Traurigkeit des Menschen krank ist, soll er, bevor die Krankheit in ihm überhand nimmt, junge Hühner mit Ysop kochen, und er esse oft sowohl den Ysop als auch diese jungen Hühner.
Aber auch den rohen, in Wein eingelegten Ysop esse er oft, und diesen Wein trinke er, weil der Ysop ihm nützlicher ist für diese Krankheiten als jenem, der an der Lunge Schmerzen hat."

Indikation:
Leberschmerzen, Traurigkeit, Melancholie, Depressionen

Rezept

- junges Suppenhuhn, 1 Stück
- Ysopkraut, frisch, ca. 10 Stengel
oder Ysopkraut, getrocknet, 2 - 3 EL

Das Suppenhuhn mit Ysop und etwas Salz in Wasser kochen und eine Hühnersuppe zubereiten.
Kein anderes Gewürz verwenden!

Als Suppeneinlage nehmen wir Dinkelnudeln, -grießnockerl oder -pfannkuchen.
1 - 3 x wöchentlich Hühnersuppe mit Hühnerfleisch und Ysop essen.

Dazu trinken wir:

Rezept

- Wein, 1 ltr.
- Ysopzweige, 20 Stück

Wir gießen den Wein in ein Einmachglas mit Schnappverschluß und geben ca. 20 Ysopzweige in den Wein, lassen es 1 - 2 Tage lang stehen und nehmen bei Bedarf 2 - 3 x täglich ein Ysop-Zweiglein aus dem Wein und essen die Blätter.
Vom „Ysopwein" trinken wir täglich 2 - 3 Likörgläser voll.

Zimt
(Cinnamonum ceylanicum)

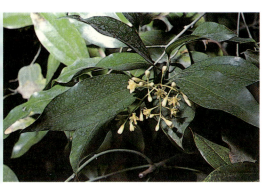

Der Zimtbaum wächst in tropischen und subtropischen Ländern. Er wird vor allem auf Java, Ceylon und in Brasilien kultiviert. Zur Ernte werden die ein- bis zweijährigen Triebspitzen geschnitten, die Rinde mit einem Horn- oder Messingmesser geschält, schichtweise übereinander gelegt und getrocknet, woraus sich durch Einrollen die bei uns im Handel erhältlichen Zimtstangen formen.

Verwendung: Zimtrinde

„Der Zimt ist auch sehr warm und hat starke Kräfte und mäßig Feuchtigkeit in sich … und wer ihn oft ißt, dem mindert er die üblen Säfte und bereitet gute Säfte in ihm. … Und ein Mensch, dem der Kopf schwer und betäubt ist, so daß er schwer durch die Nase ein- und ausatmet, der pulverisiere Zimt und esse dieses Pulver oft mit einem Bissen Brot (Dinkelbrot), oder er lecke es aus seiner Hand, und es löst die schädlichen Stoffe auf, durch die sein Kopf wie betäubt ist."

Indikation:
Nasennebenhöhlenentzündung, Schwellung der Nasenschleimhaut, Nasenpolypen, Abstumpfung von Gehör-, Geruchs- und Geschmackssinn, zur allgemeinen Säftereinigung im Kopfbereich, unterstützend bei Depressionen und Nervenleiden

Rezept

• Zimtpulver, 1 MS - 1/2 TL

Das Zimtpulver auf ein Stück Brot streuen, gut kauen und intensiv einspeicheln, da der Zimt bereits durch die Mundschleimhaut aufgenommen wird und zu wirken beginnt.

Zimt ist ein wichtiger Zusatz für manche Hildegard-Heilmittel, unter anderem für die Nervenkekse, das Hirschzungen-Elixier, das Wasserlinsen-Elixier, einer Ysop-Zubereitung gegen Leber- und Lungenschmerzen u.a.
Er kann und soll in der täglichen Küche als Gewürz verwendet werden, wo immer dies möglich ist.

Zitwer
(Curcuma zedoaria)

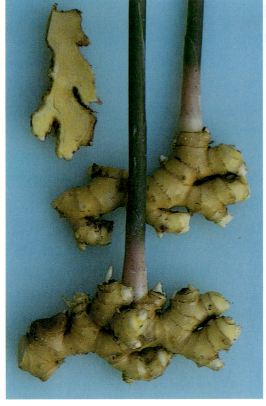

„ ... Ein Mensch, der an seinen Gliedern zittert, das heißt bebt, und in dem die Kraft mangelt, der schneide Zitwer in Wein und füge etwas weniger Galgant bei, und dies koche er mit ein wenig Honig in Wein und trinke das lauwarm, und das Zittern weicht von ihm, und er erhält die Kraft wieder."

Indikation:
Gliederzittern, M. Parkinson, Kraftlosigkeit

Rezept

- Zitwerwurzel, 50 g
- Galgantwurzel, 45 g
- Wein, 1 ltr.
- Honig, 50 g

Einen gehäuften EL der Gewürzmischung und 50 g Honig in 1 ltr. Wein ca. 5 Minuten kochen, abseihen und heiß in sterile Flaschen füllen. Von diesem Zitwerwein trinken wir täglich 1 - 3 Likörgläser voll. Dabei soll der Zitwerwein etwas angewärmt – also lauwarm – getrunken werden.

Zitwer ist ein Strauch der asiatischen Tropen. Er wird in Indien und auf Ceylon kultiviert. Zu uns kommt neben der getrockneten Zitwerwurzel auch die weniger gebräuchliche Zitwerblüte.

Verwendung: Zitwerkraut oder Zitwerwurzel

Bäume und Sträucher in der Verwendung als Heilmittel

92	Apfelbaum
94	Birnbaum
96	Buchsbaum
98	Esche
99	Espe
100	Hagrose
101	Hainbuche
102	Kastanienbaum
106	Kirschbaum
107	Kornelkirsche
108	Mandelbaum
109	Maulbeerbaum
111	Mispelbaum
112	Ölbaum
113	Pflaumenbaum
115	Quittenbaum
117	Schlehe
118	Tanne
120	Ulme
121	Weinrebe
123	Zypresse

Apfelbaum
(Pirus malus)

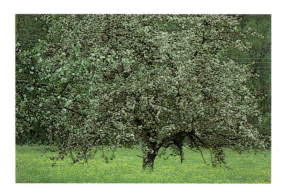

Apfelbäume können 50 Jahre und älter werden. Je nach Art und Kultursorte erreichen sie eine Höhe von 3 bis 10 m. Dabei gilt: je kleiner der Apfelbaum (Spindelbaum), desto früher trägt er seine Früchte. Hochwüchsige Stämme (Hochstämme) brauchen eine gewisse Zeit, um uns mit Äpfeln zu beliefern, werden aber älter und tragen auch im Alter noch Früchte.
Der Apfelbaum blüht von April bis Mai, noch bevor sich die Blätter ganz entfaltet haben. Die Blütenfarbe reicht von reinweiß bis ins rötliche. Je nach Sorte liefern die Apfelblüten Pollen oder Nektar für unsere Bienenvölker.

Verwendung: frische Apfelbaumblätter
Ernte: vor, während und kurz nach der Blüte (April - Mai)

Verwendung: Apfelblütenknospen
Ernte: vor dem Öffnen der Blüte (April - Mai)

Verwendung: Früchte
Ernte: August - November

„ ... Und wer durch eine Leber- oder Milzschwäche oder durch üble Bauch- oder Magensäfte oder durch Migräne im Kopf leidet, der nehme die ersten Sprossen, d.h. die Blütenknospen und lege sie in Olivenöl und wärme sie in einem Gefäß an der Sonne, und abends, wenn er schlafen geht, salbe er den Kopf mit diesem Öl und tue dies oft, und er wird sich im Kopf besser befinden ..."

Indikation:
Migräne, endogen bedingte Kopfschmerzen

Rezept

• Apfelknospenöl
Herstellung: siehe Ölige Auszüge

Abends vor dem Schlafengehen den Kopf mit Apfelknospenöl einreiben.

Es hat sich bewährt, den Kopf mit einem Handtuch in der Art eines Turbans zu umwickeln und das Kopfkissen abzudecken, um Ölflecken zu vermeiden.
Tägliche, kurmäßige Anwendung über einen Zeitraum von 2 - 3 Monaten ist ratsam. Das Apfelknopsenöl kann man zusammen mit dem Bärwurz-Birnhonig in der Migränetherapie einsetzen (siehe Birnbaum).

Die Früchte des Apfelbaums – die Äpfel – sind lt. Hildegard für den Menschen gut und bekömmlich, wenn sie ganz reif und schon etwas runzelig sind.

Für alle Früchte gilt: Nur in reifem Zustand essen, sonst können sie schaden!
Früchte: siehe im Buch „Hildegard-Medizin-Praxis"

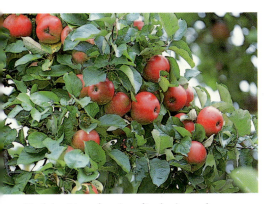

, … Und der Mensch, sei er alt oder jung, der an irgendeiner Augentrübung leidet, nehme im Frühling die Blätter des Baumes, bevor er die Früchte des Jahres hervorbringt, dann, wenn (die Blätter) im ersten Ausbrechen zur Frühlingszeit sind, weil sie dann zart und heilkräftig sind. … Und diese Blätter zerstoße er und drücke ihren Saft aus, und gebe dazu ein gleiches Maß von Tropfen, die aus dem Rebstock fließen, und gebe das zusammen in ein Gefäß. Abends, wenn er schlafen geht, salbe er damit die Lider und die Augen mit einer (darin) eingetauchten Feder ein wenig, wie wenn der Tau auf das Gras fällt, und so, daß nichts ins Auge gelange. Und daraufhin besprenge er mit Maß die mäßig zerstoßenen Blätter mit den vorhin genannten Rebtropfen und lege dies auf die Augen und fixiere das mit einem Tuch, und so schlafe er. Und dies tue er öfters, und die Augentrübung wird weichen …"

Indikation:
Schwachsichtigkeit, Bindehautentzündung, Augentrübung, Hornhauttrübung, Glaskörpertrübung

Rezept 1

- frisch gepreßter Apfelblättersaft, 5 Tropfen
- Rebstockwasser, 5 Tropfen
- Feder (Taubenfeder)

Diese beiden Zutaten mischen wir in einem Likörglas.

Rezept 2

- frisch gepflückte Apfelblätter, ca. 10 Stück
- Rebstockwasser, ca. 10 Tropfen
- elastische Binde

Die Apfelblätter werden in einer Reibschale angestoßen und mit dem Rebstockwasser befeuchtet.

Anwendung:

Zuerst richten wir die beiden Rezepte her und legen alles auf dem Nachttisch zurecht.
Als erstes tauchen wir die Feder in das Rebstock-Blättersaft-Gemisch und bestreichen die Augenlider hauchdünn! Dann nehmen wir die angestoßenen und mit Rebstockwasser besprengten Blätter und legen sie auf die Augen. Nun fixieren wir die Auflage mit einem elastischen Stirnband oder einer elastischen Binde, die wir erst am nächsten Morgen entfernen.

Diese Anwendung führen wir im Frühjahr ca. jeden 2. Tag durch, bis eine Besserung eintritt, aber nur solange der Baum keinen Fruchtansatz zeigt.
Beide Rezepte bereiten wir täglich frisch.

Birnbaum
(Pirus communis)

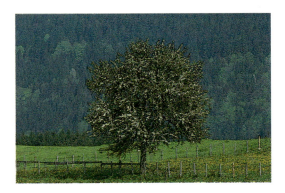

„Der Birnbaum ist mehr kalt als warm, und so schwer und so fest im Vergleich zum Apfelbaum wie die Leber zur Lunge. Denn wie die Leber ist er stärker und nützlicher, aber auch schädlicher als der Apfelbaum. ...
Jedoch die Frucht des Birnbaums ist schwer und gewichtig und herb; und wenn sie jemand roh zu reichlich ißt, verursacht sie Migräne im Kopf und macht die Brust dampfen (kurzatmig), weil sich dieser Birnensaft (der roh genossenen Birnen) ... um Leber und Lunge wie Blei ... gleich Weinstein verhärtet, und daher entstehen in der Leber und in der Lunge oft schwere Krankheiten. ... Wer daher Birnen essen will, soll sie in Wasser kochen oder am Feuer braten; jedoch sind die gekochten besser als die gebratenen. ... Und den, der gekochte Birnen ißt, beschweren sie ziemlich, weil sie die Fäulnis in ihm mindern, indem sie dieselbe aufsuchen und brechen, jedoch bewirken sie bei ihm eine gute Verdauung, weil sie die Fäulnis mit sich abführen ..."

Indikation:
Gekochte Birnen als Verdauungshilfe, bei Blähungen

Die Ausgangsart für unsere Obstbirne ist die Holzbirne. Unsere kultivierten Obstbirnensorten erreichen eine Höhe von 4 bis 20 m, je nach Stammzüchtung. Auch hier gilt: Kleinwüchsige Sorten tragen früher Früchte als großwüchsige. Die Birne blüht im April und Mai, noch bevor die Blätter erscheinen. Die Blüte ist in der Regel weiß.

Verwendung: Früchte des Birnbaums (Birnen)
Ernte: September - November

Rezept

- gekochte Birnenspeitel

1 - 2 Birnen vierteln, das Kernhaus entfernen, ca. 10 Minuten in Wasser kochen und als Nachtisch essen (wenn es geht, mit der Schale).

Birnen sollen – so der Hildegard-Text – nur in gekochtem oder gebratenem Zustand gegessen werden, weil sie – roh gegessen – Auslöser für Migräne, Leber- und Lungenkrankheiten sein können. Gerade Patienten mit diesen Krankheiten sollen sich vor dem Genuß roher Birnen hüten, da diese den Krankheitszustand verschlimmern können, was aber niemand auf den Verzehr roher Birnen zurückführen würde.

Als Verdauungshilfe aber leisten gekochte Birnenstücke gute Dienste: Bei Stuhlverstopfung, Blähungen und fäulnisbedingten Darmbeschwerden werden sie gerne in der täglichen Küche mit eingesetzt.

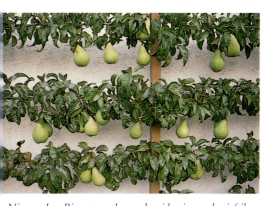

„Nimm aber Birnen und zerschneide sie, und wirf ihre Kerne (und das Kerngehäuse) weg und koche sie stark in Wasser und zerquetsche sie, was wie Breimus wird, und nimm Bärwurz, und weniger Galgant als Bärwurz, und weniger Süßholz als Galgant und weniger Pfefferkraut als Süßholz; oder wenn du keine Bärwurz hast, nimm Fenchelwurzel und pulverisiere dies und mische die Pulver zusammen und lege sie in mäßig erwärmten Honig, und füge die vorgenannten Birnen bei, und mische es unter heftigem Rühren zusammen, das heißt, treibe es zusammen, und tue es in eine Büchse und iß täglich nüchtern einen kleinen Löffel voll, nach dem Essen zwei Löffel und abends im Bett drei Löffel, und das ist das beste Latwerge und kostbarer als Gold und nützlicher als das reinste Gold, weil es die Migräne wegnimmt und die Dämpfigkeit (Kurzatmigkeit) mindert, welche die rohen Birnen in der Brust des Menschen verursachen. Und alle üblen Säfte, die im Menschen sind, vernichtet sie und reinigt den Menschen so, wie ein Geschirr vom Schmutz gereinigt wird."

**Birnhonig verwenden wir bei:
Migräne, Kopfschmerz, Atembeschwerden, zur Reinigung des Körpers, Blutreinigung, zur allgemeinen Säftehygiene, bei Hormon- und Stoffwechselstörungen**

Rezept

- große Birnen, 5 Stück
- Honig, 250 g
- Bärwurzpulver, 28 g
  oder Fenchelwurzelpulver, 28 g
- Galgantpulver, 26 g
- Süßholzpulver, 24 g
- Mauerpfefferpulver, 22 g

Die ungeschälten, gewaschenen Birnen vierteln und das Kerngehäuse entfernen. In Wasser weich kochen. Das Kochwasser wegschütten und die Birnen pürieren. Den Honig im Wasserbad auf 35 - 40° C erwärmen. 2 EL der Pulvermischung gut in den erwärmten Honig einrühren; in dieses Honig-Pulver-Gemisch das noch heiße Birnenpüree kräftig unterschlagen. Den fertigen Birnhonig in Gläser mit Deckel abfüllen und im Kühlschrank aufbewahren.

Den Birnhonig 3 x täglich einnehmen und zwar:
- morgens nüchtern 1 TL
- nach dem Mittagessen 2 EL
- abends im Bett 3 EL

Sollte diese Mischung als zu scharf empfunden werden, so genügt es, auf die angegebene Menge Birnen und Honig nur 1 - 3 Teelöffel der angegebenen Pulvermischung einzurühren.

Der Birnhonig ist das probate Mittel gegen Migräne. Allerdings muß der Patient auf alle Küchengifte (siehe im Buch „Hildegard-Medizin-Praxis") und rohe Birnen verzichten. Ebenso gehören eine Ernährungsumstellung auf Hildegard-Kost und Ausleitungsverfahren (Aderlaß, Schröpfen) zu einer erfolgreichen Behandlung.

Buchsbaum
(Buxus sempervirens)

Der immergrüne Buchsbaum wird bis zu 6 m hoch. Seine grünlichen, unscheinbaren Blüten, die er im Mai und Juni zeigt, werden gerne von Bienen beflogen. Buchsbaum liebt sonnige Lagen und einen humosen, nährstoffreichen Boden.

Verwendung: Buchsbaumblätter und -rinde
Ernte: bei Bedarf

Verwendung: Buchsbaumholz
Ernte: im Winter bei abnehmendem Mond

„Der Buchsbaum ist warm und so stark, daß er sogar das Grün das ganze Jahr behält, und seine Wärme übertrifft die Wärme des Sadebaumes. Und er ist auch trocken, und die Trockenheit übertrifft die Feuchtigkeit in ihm. Und er bezeichnet die Freigebigkeit. Und ein Mensch, der Ausschläge oder Räude am Körper hat, zerstoße die Rinde und seine Blätter und drücke ihren Saft aus, und füge dem etwas weniger Süßholz bei, und er wärme es in reinem Wein. Und so warm soll er es oft trinken, und es vertreibt den Schmerz und das Gift des Ausschlags aus dem Körper, so daß es nicht in den Leib eindringt.
Und er mische es sogleich dem vorgenannten Saft dieses Baumes etwas mehr Baumöl bei, tauche eine Feder ein, und er salbe sich damit sanft um den Ausschlag und um dessen Kruste. Und dies tue er oft, und er wird geheilt werden. Aber bevor er sich auf diese Weise salbt, soll er stets von diesem Buchsbaumsaft, dem etwas Süßholz beigemischt und der in Wein erwärmt wurde, trinken, damit nicht die äußere Unreinheit durch die Salbung in den Körper getrieben werde, sondern damit dieser Trank den inneren Unrat austreibe, und so wird jener Mensch geheilt werden."

Indikation:
Hautausschläge aller Art

Rezept 1

- Buchsbaumsaft, 5 Tropfen
- Süßholzpulver, 1 Prise
- Wein, 1/4 ltr.

Buchsbaumsaft und Süßholzpulver in Wein erwärmen (ca. 40° C). Von diesem Wein mehrmals (3 - 5 x) täglich einen Schluck trinken.

Rezept 2

- Buchsbaumsaft, 1 TL
- Olivenöl, 2 TL

Buchsbaumsaft mit Olivenöl mischen und 1 - 2 x täglich mit einer Feder um den Hautausschlag zart auftragen, nachdem man von dem Buchsbaumwein getrunken hat.

In diesem Kapitel beschreibt Hildegard ganz deutlich, was passiert, wenn man einen Hautausschlag von außen her verheilt, ohne etwas für die innere Entgiftung zu tun. Bei diesem Vorgehen wird die „äußere Unreinheit" nach innen, ins Körperinnere, vertrieben. Diese kann Organe schädigen und allerlei Krankheiten verursachen. Jede Hauttherapie ohne Ausleitung von Giften – sowohl durch manuelle Ausleitungsverfahren wie Schröpfen und Aderlaß sowie medikamentöse Ausleitung wie durch den Buchsbaumwein – ist nur eine halbe Sache, die dem Patienten zwar die Hauterscheinungen lindert oder verschwinden läßt, im Inneren aber den Grundstock für neue Krankheiten legt (wie z.B. durch Cortison-Behandlung).

„Denn der Saft dieses Baumes ist gesund und stark, und daher ist auch sein Holz gesund und fest. Und wer aus diesem Holz einen Zuber oder Becher fertigt und Wein hineingießt, so daß er den Geschmack von diesem Holz annimmt, und auf diese Weise oft trinkt, der nimmt das Fieber vom Magen und macht seine Augen klar."

Indikation:
unterstützende Behandlung von Allergien und Augenkrankheiten

Rezept

- Becher aus Buchsbaumholz
- Wein, 1/4 ltr.

Aus Buchsbaumholz einen Becher drechseln lassen.

Morgens den Buchsbaumbecher mit Wein füllen und von diesem den Tag über öfter in kleinen Schlucken trinken.

„Aber wer daraus noch einen Stock macht und diesen oft in der Hand trägt und ihn auch oft an seine Nase hält und seinen Duft einzieht und seine Augen mit ihm berührt, dem werden das Fleisch, der Kopf und seine Augen umso gesünder."

Anwendung:
als Gesundheitsmittel

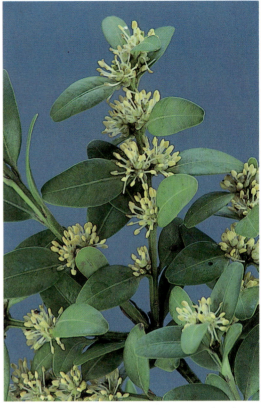

Der Buchsbaum wird in unseren Gärten häufig als Zierstrauch gepflegt, weil er sich recht gut beschneiden läßt und auch im Winter sein Grün behält. Viele wissen nicht, daß sie mit diesem Buchsbaum ein Heilmittel gegen Hautausschläge aller Art im Garten haben. Sein Holz dient aber auch zur allgemeinen Erhaltung der Gesundheit, wie wir im letzten Abschnitt des Hildegardtextes lesen können.

Esche
(Fraxinus)

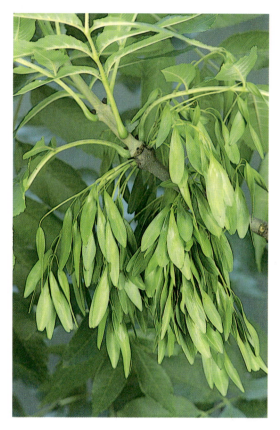

Die Esche ist ein bis 40 m hoher, winterkahler Laubbaum, der bis 300 Jahre alt werden und einen Umfang von 3 m und mehr haben kann. Die Esche treibt erst Ende Mai, Anfang Juni aus. Die unscheinbaren Blüten erscheinen im April und Mai noch vor dem Blattaustrieb. Die Esche braucht zum guten Gedeihen viel Licht und einen tiefgründigen, nährstoffreichen, feuchtnassen Boden.

Verwendung: Eschenblätter, frisch
Ernte: während der Vegetationsperiode

„Die Esche ist mehr warm als kalt und bezeichnet den Rat. Und wenn jemand in der Seite oder an irgendeinem anderen Glied von der Gicht geplagt wird, wie wenn alle seine Glieder gebrochen und zerstoßen wären, dann koche Eschenblätter in Wasser und lege den Kranken auf ein Leinentuch, und wenn das Wasser abgegossen ist, dann wickle ihn mit den so gekochten und warmen Blättern überall ein, besonders aber an der Stelle, wo es schmerzt."

Indikation:
Rheuma, Gicht

Rezept

- Eschenblätter
- Wasser

Einen Kochtopf (15 ltr.) voll Eschenblätter mit Wasser übergießen und ca. 20 Minuten kochen, anschließend das Kochwasser wegschütten und mit den gekochten Blättern eine Ganzkörperpackung machen. Dazu nehmen wir ein Leintuch und legen die Hälfte der gekochten Blätter darauf. Auf diese warme Eschenlage legt sich der Patient. Mit den restlichen Eschenblättern wird er sodann zugedeckt, mit dem Leintuch eingeschlagen und in warme Decken gehüllt. In dieser Packung bleibt man 1 - 2 Stunden lang liegen.

Die Eschenblätter sollen stets frisch sein; die gebrauchten Blätter werden am besten kompostiert.
Hat man nur wenig Blätter zur Verfügung, so kann man auch Teilpackungen an den betroffenen Körperstellen anlegen.

Espe (Pappel)
(Populus tremula)

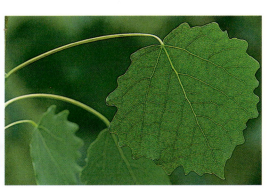

Die Pappel ist ein bis 30 m hoher, winterkahler Laubbaum, der etwa 150 bis 200 Jahre alt werden kann. Sie wächst gerne auf lockeren Sand- und Tonböden und kommt deshalb in Auwäldern und an Flüssen besonders gerne vor. Die Kronenform reicht von breit ausladend bis säulenförmig. Die Pappelblüte ist im März und April.

Verwendung: Pappelblätter
Ernte: im Frühjahr (April - Mai)

Verwendung: Pappelholz und -rinde
Ernte: April - September

„Die Espe ist warm und bezeichnet das Übermaß. Und wenn ein Kind, das in der Wiege liegt, oftmals zwischen Haut und Fleisch blutunterlaufen und wund wird, so daß es sehr darunter leidet, so nimm junge und frische Espenblätter und lege sie auf ein gewöhnliches Leintuch, und so wickle das Kind mit den Blättern und dem Tuch ein und leg es schlafen, und bedecke es mit Kleidern, damit es schwitzt und die Kraft dieser Blätter herauszieht (den giftigen Schweiß?), und es wird geheilt werden."

Indikation:
Windeldermatitis, Wundliegen bei Säuglingen und Kleinkindern bis ca. 2 Jahre

REZEPT

- Pappelblätter, junge, frische, ca. 50 Stück, je nach Größe der betroffenen Hautstelle
- Leintuch

Die Pappelblätter auf dem Leintuch ausbreiten, das Kind darauf legen und wickeln. Anschließend das Kind zu Bett bringen und gut zudecken. Eine Wärmflasche an den Beinchen kann nicht schaden.
Zweckmäßigerweise wird diese Packung am Abend gemacht, wenn das Kind zu Bett geht.

„Aber wenn jemand unter Gicht leidet, oder wenn jemand einen kalten Magen hat, der nehme die Rinde dieses Baumes, wenn sie grün ist, und das äußere Holz bis zum inneren Kern (Herz), aber nicht das, was das Herz des Baumes genannt wird. Das schneide in kleine Stücke und koche sie in Wasser, und dann gieße er dieses Wasser mit den Hölzern in ein Faß, und er bade darin. Und das tue er oft, und die Gicht wird von ihm weichen, und auch ein kalter Magen wird warm, und so wird es beiden besser gehen."

Indikation:
Rheuma, Gicht, Verdauungsbeschwerden, Verdauungsschwäche, als Zusatzbehandlung bei unkontrolliertem Urinabgang

REZEPT

- Pappelrinde und Pappelholzspäne, ca. 20 ltr.
- Wasser, ca. 80 ltr.

Pappelrinde und Pappelholzspäne ohne Herz (Markkanal) in Wasser ca. 1 Stunde lang köcheln. Alles zusammen in ein Holzfaß oder in eine Badewanne füllen und darin 3 - 5 x wöchentlich ca. 15 - 30 Minuten baden. Nach dem Bad wird das Wasser weggeschüttet, und die ausgelaugten Pappelholzspäne und die Rinde werden kompostiert.
Zum Kochen der Pappelholzspäne eignet sich ein alter Waschkessel.

Hagrose / Heckenrose
(Rosa canina)

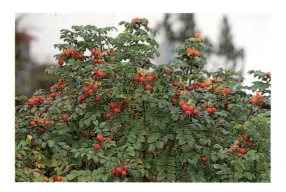

Die Heckenrose ist ein bis 4 m hoher Strauch, der von Juni bis August seine rosa Blüten zeigt. Sie benötigt einen sonnigen bis halbschattigen und feuchten bis feuchtnassen, nährstoffreichen Standort, um gut zu gedeihen. Nachdem die Blätter im Herbst abgefallen sind, zieren die roten 2 bis 3 cm langen Hagebutten den Strauch.

Verwendung: Rosenblüten und -blätter
Ernte: Frühjahr (Mai)

„Die Hagrose ist sehr warm und bezeichnet die Zuneigung. Und wer in der Lunge leidet, der zerstoße die Hagrose mit den Blättern und dann gebe er ungekochten Honig dazu und koche das gleichzeitig. Er hebe oft den Schaum ab, das ist der Seim, und seihe es so durch ein Tuch und mache daraus einen Klartrank. Er trinke es oft, und es nimmt die Fäulnis von der Lunge und reinigt und heilt sie."

Indikation:
Bronchitis, Lungenschmerzen, eitriger Auswurf, unterstützend bei allen Lungenleiden

Rezept

- Heckenrosenblüten und -blätter, ca. 100 g oder Hagebutten und Blätter, ca. 200 g
- Honig, ca. 100 g
- Wasser, 1 ltr.

Mehrmals täglich 2 - 3 Likörgläser voll trinken.

Heckenrosenblüten, -blätter und -zweige mit Honig in Wasser ca. 1/4 Stunde lang kochen und den Schaum, der sich auf der Abkochung absetzt, zwischendurch immer wieder abschöpfen. Durch ein Tuch seihen und heiß in sterile Flaschen (500 ml) abfüllen. Angebrochene Flaschen stets im Kühlschrank aufbewahren und alsbald aufbrauchen.

Das Heckenrosenelixier kann sowohl im Frühjahr als auch im Herbst hergestellt werden. Im Frühjahr nimmt man dazu Heckenrosenblüten, -blätter und -zweige, im Herbst Hagebutten, Heckenrosenblätter und -zweige. Beide Zubereitungen haben die von Hildegard angegebene Wirkung. Hagebutten und Heckenrosenblätter vorher grob pürieren.

Wer sich das Heckenrosenelixier auch im Winter frisch zubereiten möchte, sollte im Herbst Hagebutten und Heckenrosenzweige mit Blättern grob zerkleinern und portionsweise einfrieren.

Hainbuche / Weißbuche
(Caprinus betulus)

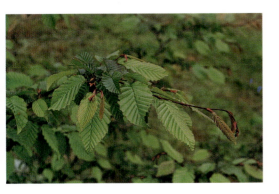

Die Hainbuche kann bis 25 m hoch und ca. 300 Jahre alt werden. Die gelbliche Herbstfärbung der Blätter wechselt im Winter ins bräunliche und verbleibt auch im Winter am Baum; deshalb wird die Hainbuche gerne als Heckenpflanze gesetzt. Sie blüht im April und Mai.

Verwendung: Hainbuchenblätter
Ernte: April - September

„Die Hainbuche ist mehr kalt als warm und zeigt in ihrer Natur ein gewisses Gedeihen. Nimm aber ihre Zweiglein mit den Blättern, wenn sie grün sind, und koche sie in Kuh- oder Schafmilch, nicht aber in Ziegenmilch. Und dann nach dem Wegwerfen der Zweiglein und Blätter bereite diese Milch mit Mehl oder mit Eiern, so daß man sie essen kann. Und so sollen jene Frauen die so zubereitete Milch oft essen, in denen das Empfangene zugrunde zu gehen pflegt, die jedoch nicht unfruchtbar sind, sondern fruchtbar. Und es hilft ihnen sehr zur Fruchtbarkeit, und damit sie das Empfangene behalten."

Indikation:
Verhinderung eines Abgangs der Leibesfrucht, drohender Abortus

REZEPT

- Hainbuchenzweiglein (ca. 15 cm lang), 3 - 4 Stück
- Kuh- oder Schafmilch, 100 - 200 ml

Die Zweiglein in der Milch kurz aufkochen lassen, anschließend abseihen. Mit dieser „Hainbuchenmilch" kann man z.B. mit Dinkelschrot oder Dinkelgrieß einen süßen oder pikanten Brei, mit Eiern ein Omelett oder mit Dinkelmehl und Eiern Pfannkuchen bereiten.

Während der ersten drei bis vier Monate einer Schwangerschaft mindestens 2 x wöchentlich eine Mahlzeit aus Hainbuchenmilch essen. (Siehe auch entsprechendes Kapitel im Buch „Hildegard-Medizin-Praxis")

Besonders Frauen, die bereits einen Abgang durchgemacht und wieder empfangen haben, sollten diese Hainbuchenkur durchführen, um einem weiteren Abortus vorzubeugen.

Kastanienbaum
(Castanea sativa)

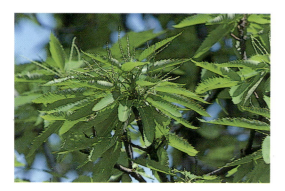

Die Edel- oder Eßkastanie ist ein bis 25 m hoher Laubbaum. Die gelblichen Kätzchen erblühen im Mai und Juni und werden von Bienen gerne beflogen. Der Baum entwickelt sich am besten auf gut drainierten, unverfestigten Böden. Da die Edelkastanie aus dem südlichen Europa zu uns gekommen ist, benötigt sie außerdem warme, sonnige Lagen, um die eßbaren Früchte auszubilden und ausreifen zu lassen.

Verwendung: Kastanienblätter und -früchte
Ernte: Juli, August, September

Verwendung: Kastanienrinde
Ernte: bei Bedarf

Verwendung: Kastanienblätter, frisch oder pulverisiert
Ernte: während der Vegetationsperiode

Verwendung: Kastanienholz
Ernte: während der Vegetationsperiode

Verwendung: Kastanienfrüchte
Ernte: September - Dezember

„Der Mensch aber, der gichtkrank ist und daher jähzornig, weil die Gicht immer mit dem Zorn einhergeht, der koche Blätter und Fruchtschalen in Wasser und mache damit ein Dampfbad, und er mache das oft, und die Gicht in ihm wird weichen, und er wird einen milden Sinn haben."

Indikation:
Gicht, Rheuma und Jähzorn (aufbrausendes Gemüt)

REZEPT

- Edelkastanienblätter, ca. 50 Stück
- stachelige Fruchthülsen, ca. 20 Stück
- Wasser, ca. 5 ltr.

Diese Menge reicht für 2 - 3 Saunadurchgänge.

Die Fruchthülsen halbieren oder vierteln und mit den Edelkastanienblättern in Wasser ca. 10 Minuten kochen. Diese Abkochung wird unverdünnt als Saunaaufguß verwendet. Dabei verfahren wir nicht wie in der Finnischen Sauna, daß wir uns erst in der trockenen Hitze aufheizen lassen und als Abschluß den Aufguß machen, sondern wir gießen von Anfang an immer etwas „Edelkastanien-Saunaaufguß" auf die heißen Steine, am besten über erhitzte Ziegelsteine. So sitzen wir von Anfang an in der „Dunstglocke", und der Saunaaufguß kann länger auf uns einwirken.

Nach dem Saunadurchgang wird warm geduscht und je nach Kreislaufstabilität können Wechselbäder gemacht werden.
Ca. 1/2 Stunde bis 1 Stunde ruhen und einen weiteren Saunagang anschließen.

Bei starker Vergichtung kann die Saunabehandlung 2 - 3 x, evtl. bis 5 x wöchentlich durchgeführt werden. Bei Nachlassen der Beschwerden genügt eine Anwendung pro Woche.

„Und wenn die Seuche das Vieh tötet, zerquetsche seine Rinde und lege sie so in Wasser, damit dieses davon den Geschmack annehme, und gib es oft in den Trank für Esel und Pferde, Rinder und Schafe und Schweine und für alles übrige Vieh, und die Seuche wird von ihnen weichen, und sie werden geheilt werden."

Indikation:
allgemeine Anwendung bei Tierseuchen

REZEPT

- frische Edelkastanienrinde, ca. 100 - 200 g
- Wasser, ca. 5 ltr.

Dazu schneiden wir einen Zweig vom Baum und schälen diesen. Die Rinde hacken wir klein, zerstoßen sie in einem Mörser und lassen sie für mindestens 3 Stunden im Wasser ziehen und geben es allen Tieren des Stalles in die Tränke.

Das „Rindenwasser" wird den Tieren täglich gegeben, bis die Seuche verschwunden ist.

Hildegard beschreibt nicht, welcher Art die Tierseuche ist, aber aus dem Text ist zu entnehmen, daß sie tödlich endet. Es ist also nicht der kleine Husten gemeint, sondern eine Seuche, die den gesamten Viehbestand töten kann.

„Aber ein Mensch, der aus seinem Holz einen Stock macht und diesen in seiner Hand trägt, so daß die Hand dadurch warm wird, dem werden aus dieser Erwärmung die Adern und alle Kräfte des Körpers gestärkt."

Indikation:
unterstützende Behandlung bei körperlicher Schwäche, Gefäßerweiterungen, zur Rekonvaleszenz, bei Organschwäche, Blutarmut, für lange Wanderungen

REZEPT

- Edelkastanienholz

Einen Stock aus Edelkastanienholz tragen, daß die Hand erwärmt wird.

Im Prinzip genügt es, wenn man einen Edelkastanienstab von ca. 30 - 40 cm Länge und einem Durchmesser von 3 - 4 cm in der Hand trägt, bzw. in beide Hände nimmt und ihn in den Händen reibt, daß diese davon warm werden. Für diese Anwendung ist es egal, ob man einen Ast mit Rinde oder ein bereits geschältes Holzstück verwendet.

So betrachtet, wäre es sinnvoll, Werkzeuggriffe aus Edelkastanienholz herzustellen, da mit diesen vermutlich ermüdungsfreier gearbeitet werden kann. Greiflinge für Säuglinge und Spazierstöcke aus Maroniholz sind bereits im Handel erhältlich.

„Und nimm auch oft den Duft dieses Holzes auf, und es wird deinem Kopf Gesundheit bringen."

Indikation:
unterstützende Behandlung bei Kopfkrankheiten

Rezept

- Edelkastanienholz

Den Duft der frischen Schnittstelle 3 - 5 x täglich inhalieren. Um dem abgeschnittenen Ast immer wieder neue Duftstoffe zu entlocken, bearbeitet man den Anschnitt des Astes mit einer Holzraspel. So können wir unseren Maronibaum vor der totalen Entastung bewahren.

„Aber auch der Mensch, dem das Gehirn infolge Trockenheit leer ist, und der daher schwach im Kopf ist, der koche die Fruchtkerne dieses Baumes in Wasser, und er füge nichts anderes hinzu, und wenn das Wasser ausgegossen ist, soll er sie oft nüchtern und nach dem Essen verspeisen, und sein Gehirn wächst und wird gefüllt, und seine Nerven werden stark, und so wird der Schmerz im Kopf weichen."

Indikation:
Kopfschmerz infolge geringer Hirndurchblutung, Konzentrationsschwäche, Lernschwäche, Nervenleiden

Rezept

- Edelkastanien, ca. 10 Stück
- Wasser zum Kochen

Edelkastanien kreuzweise einschneiden und in Wasser ca. 10 - 15 Minuten lang kochen. Mindestens einen Monat lang vor und nach jeder Mahlzeit jeweils 3 - 5 Stück essen.

„Und wer im Herz Schmerzen hat, so daß seines Herzens Stärke keine Fortschritte macht, und wenn er so traurig wird, dann esse er oft diese rohen Kerne, und dies gießt seinem Herzen einen Saft wie Schmalz ein, und er wird an Stärke zunehmen und seinen Frohsinn wieder finden."

Indikation:
Herzschmerz, Verzagtheit, Herzschmerz aufgrund psychischer Verletzung (Kränkung), Traurigkeit, Depression

Rezept

- rohe Edelkastanienkerne, mindestens 10 Stück

Die Kastanienkerne schälen, wenn möglich auch die innere Schale entfernen (da diese mit feinen Haaren besetzt ist und die „haarigen" Kastanien ungern gegessen werden) und roh über den Tag verteilt essen.

„Aber auch wer an der Leber Schmerzen hat, zerquetsche oft diese Kerne und lege sie so in Honig und esse sie oft mit diesem Honig, und seine Leber wird gesund werden."

Indikation:
Leberschmerzen, Leberzirrhose, Lebervergrößerung, Hepatitis, Leberinsuffizienz

Rezept

- Edelkastanienkerne, 200 g
- Honig, 500 g

Edelkastanien schälen, klein hacken und im Mörser zerquetschen. Die gequetschten Kerne in 500 g Honig einrühren. Von diesem Honig täglich nach den Mahlzeiten 1 - 2 TL voll nehmen. Wenn der Leberbefund wieder normal ist, kann der „Edelkastanienhonig" langsam abgesetzt werden. Man kann auch bereits fertig gemahlenes Edelkastanienmehl in Honig einrühren.

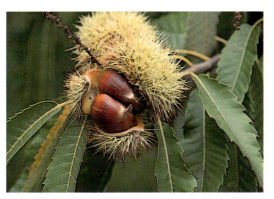

„Wer aber Schmerzen in der Milz leidet, brate diese Kerne etwas am Feuer, und dann esse er sie oft etwas warm, und die Milz wird warm und strebt nach völliger Gesundheit."

Indikation:
Milzschmerzen, Milzvergrößerung, Milzschmerz nach Rohkostgenuß (auch das gibt's!)

REZEPT

- Edelkastanienkerne

Maroni kreuzweise einschneiden und am Feuer oder im Backrohr braten (rösten).
Mehrmals täglich 2 - 3 warme Edelkastanien essen.

„Aber auch wer Magenschmerzen hat, koche diese Kerne stark in Wasser und zerkleinere die gekochten in Wasser, nämlich zu Brei, und dann mische er in einer Schüssel etwas Semmelmehl mit Wasser, das heißt (er) klopfe (es), und er gebe zu diesem Mehl Süßholzpulver und etwas weniger Pulver der Wurzel Engelsüß, und dann koche er es nochmals mit den genannten Kernen und bereite ein Mus und esse es dann, und es wird seinen Magen reinigen und ihn warm und kräftig machen."

Indikation:
Gastritis, Magenschmerzen

REZEPT

- Edelkastanien, 5 Stück
- Wasser, 1/8 ltr. für Brei, 1/2 ltr. für Suppe
- Dinkelfeinmehl, 2 - 3 EL
- Süßholzpulver, 1 gehäufter TL
- Engelsüßpulver, 1 gestrichener TL

Die geschälten Maroni weich kochen und zerdrücken. Mit Dinkelfeinmehl, Süßholzpulver und Engelsüßpulver und wenig Wasser einen festen Teig herstellen. Diesen in die kochende Maronibrühe einrühren und nochmals aufkochen – fertig. Diese Zubereitung kann als Brei oder Eintropfsuppe zubereitet werden.

Wie wir am Kapitel Edelkastanie sehen, ist dies ein durch und durch gesundheitsfördernder Baum. Er sollte deshalb – wo immer möglich – gepflanzt und verbreitet werden. Auch in rauhen Lagen kann er an einer geschützten Stelle überwintern!

Da frische Maroni nur kurze Zeit (Oktober - Dezember) erhältlich sind, sollte man sich einen Vorrat anlegen, indem man sie schält und trocknet oder einfriert.

Kirschbaum
(Prunus cerasus)

„Und seine Frucht ist mäßig warm und ist weder sehr nützlich noch sehr schädlich, und dem gesunden Menschen schadet sie beim Essen nicht, dem Kranken jedoch und dem, der üble Säfte in sich hat, bereitet sie ziemliche Schmerzen, wenn er viel davon ißt. Aber nimm auch die inneren Kerne dieser Frucht, solange sie frisch sind und zerquetsche sie stark und zerlasse Bärenfett in einer Schüssel und vermische beides gleichzeitig, das heißt knete (es) und mache so eine Salbe, und salbe jenen oft neben dem Feuer, der üble Geschwüre an seinem Körper hat, die sogar beinahe wie Lepra aussehen, aber doch nicht Lepra sind, und er wird geheilt werden."

Wenn jemand von zu reichlichem Kirschgenuß Schmerzen hat, so empfiehlt Hildegard, sofort einen guten Schluck Wein nachzutrinken, und die Beschwerden vergehen.

Die Kirschkern-Salbe verwenden wir bei: Psoriasis, Neurodermitis und stark entzündlichen Geschwüren

Rezept

- Kirschkerne, ca. 30 Stück
- Bärenfett, ca. 25 g

Die Kirschkerne werden geknackt, denn für die Rezeptur benötigen wir den inneren, weichen Kern der Kirschkerne. Diese Kerne in einer Reibschale zu Brei zerstoßen, das Bärenfett zerlassen, den Kirschkernbrei zugeben und miteinander gut verrühren, bis die Salbe erkaltet ist. Neben einem Feuer (offener Kamin, Lagerfeuer, geöffnete Ofentür eines Holz- oder Kachelofens) die Salbe auf die betroffenen Stellen ca. 2 x täglich auftragen.

Die Kirschkern-Hautsalbe stellen wir im Frühjahr her, wenn es frische Kirschen gibt. Die fertige Salbe können wir im Kühlschrank aufbewahren.

Der Kirschbaum ist je nach Wuchs- und Zuchtform ein 5 bis 30 m hoher winterkahler Laubbaum. Noch bevor er die Blätter austreibt, steht er im April und Mai in seiner weißen Blütenpracht. Kirschbäume benötigen sonnige, windgeschützte Lagen und verlangen einen gut drainierten Boden, weil sie sonst gerne „krebsig" werden und an starkem Harzfluß leiden. Die Kirschen reifen je nach Sorte ab Mai bis in den August.

Verwendung: Kirschkerne von frischen Kirschen
Ernte: Mai - Juli

„Und wer in seinem Bauch Schmerzen hat, die jedoch nicht von Würmern herrühren, der soll oft rohe Kerne essen, und es wird ihm besser gehen."

Indikation: Bauchschmerzen (die nicht von Eingeweidewürmern verursacht werden)

Rezept

- Kirschkerne

Die Kerne knacken und mehrmals (2 - 3 x) täglich 1 - 2 Kirschkerne essen.
Sollten 1 - 2 Kirschkerne keine Linderung bringen, so kann man die Dosis individuell erhöhen.

„Aber wer in seinem Bauch Würmer hat, lege diese Kerne in Essig und esse sie oft nüchtern, und die Würmer in ihm werden sterben."

Indikation: Eingeweidewürmer, auch bei Kindern

Rezept

- Kirschkerne

Kirschkerne knacken und die inneren Kerne in Weinessig 1 - 2 Tage lang beizen. 2 - 3 x täglich vor jeder Mahlzeit ca. 5 „gebeizte" Kirschkerne essen.

Kornelkirsche
(Cornus mas)

„Die Kornelkirsche ist warm, und ihre Wärme ist mild, und sie hat süße Feuchtigkeit in sich. Nimm daher von ihrer Rinde, dem Holz und den Blättern und koche sie in Wasser, und mache daraus ein Bad. Und wer an Gicht leidet, sei es ein Kind, ein junger Mensch oder ein alter, der bade darin oft und umgebe sich (mit diesen Blättern) in diesen Bädern, und das tue er im Sommer, wenn der Baum grün ist, und dem Kind und dem jungen Menschen wird es bestens zur Gesundheit verhelfen. Dem alten Menschen aber wird es genug helfen, jedoch nicht in dem Maße wie dem Kind und dem jungen. Und so werden sie sich besser befinden."

Indikation:
Rheuma, Gicht, vor allem bei Jugendlichen und Kindern, Jähzorn

Rezept

- Rinde, Holz und Blätter der Kornelkirsche, ca. 5 ltr.
- Wasser, ca. 80 ltr.

Rinde, Holz und Blätter in Wasser ca. 30 Minuten köcheln lassen und in diesem Absud mit den Blättern 2 - 3 x wöchentlich ca. 20 Minuten baden.

Das Kornelkirschenbad ist kein Heilmittel, das Rheuma und Gicht ausheilt, es lindert aber die Beschwerden. Wir verwenden es deshalb nur
1) wenn ausreichend Kornelkirschbäume vorhanden sind,
2) wenn kein anderes Rheumamittel zur Verfügung steht,
3) als zusätzliche Behandlung von Rheuma, Gicht und Jähzorn.

Der bis 8 m hohe winterkahle Strauch wird gerne im Garten als Zierstrauch oder in Nutzhecken angepflanzt. Die gelben, in kugeligen Trugdolden angeordneten Blüten erblühen von Februar bis April vor Erscheinen der Laubblätter. An warmen Tagen sind sie eine der frühesten Bienenweiden, die sowohl Nektar als auch Pollen liefern. Kornelkirschsträucher benötigen zum guten Gedeihen einen mäßig feuchten, humosen, nährstoffreichen Boden und einen Platz an der Sonne. Die roten, ca. 2,5 cm langen Früchte werden im September reif und schmecken angenehm säuerlich.

Verwendung: Blätter
Ernte: während der Vegetationsperiode

Verwendung: Holz und Rinde
Ernte: Juni, Juli, August

Verwendung: Früchte
Ernte: September

„Und die Frucht dieses Baumes schadet dem Menschen nicht, wenn man sie ißt, aber sie reinigt und stärkt den kranken und auch den gesunden Magen, sie nützt dem Menschen für die Gesundheit."

Indikation:
unterstützend bei Magen-Darm-Krankheiten

Rezept

- Kornelkirschen

In jeder Zubereitung, ob roh, gekocht, als Marmelade, als Gelee oder als Kompott, hilft sie dem angeschlagenen Verdauungstrakt, wieder ins Gleis zu kommen.

Kornelkirschen müssen aber über einen längeren Zeitraum genommen werden, um eine spürbare Besserung zu erreichen.

Mandelbaum
(Amygdalus communis)

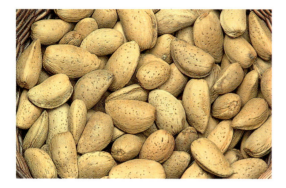

Der 4 bis 10 m hohe Baum ist mit Pflaumen, Kirschen, Pfirsichen usw. verwandt und gehört in die Gattung der Rosengewächse. Die Mandel ist ein in Südeuropa kultivierter Baum. Bei uns wird er nur wegen des Blütenschmucks angepflanzt, da er wegen des rauhen Klimas keine Früchte ausbilden kann.

Verwendung: Mandelkerne
Ernte: Sommer

„Der Mandelbaum ist sehr warm und hat etwas Feuchtigkeit in sich. Und seine Rinde, seine Blätter und sein Saft taugen nicht viel zu Heilmitteln, weil seine ganze Kraft in der Frucht steckt.
Aber wer ein leeres Gehirn hat und ein Gesicht von schlechter Farbe und daher Kopfweh hat, esse oft die inneren Kerne dieser Frucht, und es füllt das Gehirn und gibt ihm die richtige Farbe. Aber wer lungenkrank ist oder einen Schaden an der Leber hat, esse diese Kerne oft, ob roh oder gekocht, und sie geben und bringen der Lunge Kräfte, weil sie den Menschen in keiner Weise dämpfig noch trocken machen, sondern sie machen ihn stark."

Indikation:
Lungenerkrankungen (Tbc?), Lungenemphysem, Lungenentzündung, Lebererkrankungen, Fettleber, Leberzirrhose

Diätisches Mittel bei:
Durchblutungsstörungen im Kopfbereich, Ernährungsstörungen des Gehirns, Konzentrationsmangel, Lernschwierigkeiten, Kopfschmerz, Müdigkeit

REZEPT

• Mandelkerne

Die Mandelkerne roh oder gekocht essen.

Wenn die Mandeln gekocht werden, kann die braune Schale leicht entfernt werden. Kinder und alte Leute essen die geschälten Mandeln lieber. Als täglichen Brotaufstrich kann man z.B. geriebene Mandeln (100 g) in Honig (500 g) verwenden (Herstellung siehe Kräuterhonig).

Außerdem können Kartoffel-Chips, Erdnüsse, ... und die vielen anderen „Fernsehknabbereien" vollwertig durch Mandeln ersetzt werden.

Maulbeerbaum
(Morus alba, morus nigra)

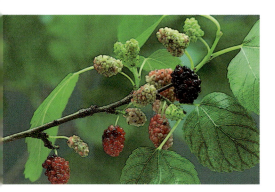

Von den 10 bis 15 m hohen Maulbeerbäumen unterscheiden wir zwei Arten: den weißen (Morus alba) und den schwarzen Maulbeerbaum (Morus nigra); die Bezeichnung schwarz und weiß bezieht sich jeweils auf die Farbe der reifen Frucht.
Der schwarze Maulbeerbaum gedeiht in Mitteleuropa nur in milden Lagen, der weiße Maulbeerbaum hingegen ist frosthärter und wächst auch in unseren rauhen Lagen. Beide Arten blühen im Mai und laden im Juli und August zur Beerenernte ein.

Verwendung: Blätter
Ernte: vor oder während der Blüte, Mai, Juni

Verwendung: Früchte
Ernte: Sommer

„Und wer die Krätze hat, koche Blätter dieses Baumes in Wasser und bade in jenem Wasser oder wasche sich im Dampfbad kräftig mit diesem Wasser. Und tue das oft, und seine Haut wird geheilt werden."

Indikation:
Befall durch die Krätzmilbe, Akne, Pusteln, juckende Ausschläge

Rezept

- Maulbeerbaumblätter, ca. 1000 g
- Wasser, ca. 50 ltr.

Maulbeerblätter in einem Waschkessel mit Wasser kochen und in diesem Absud baden. Für Gesichtswaschungen und Gesichtsdampfbäder entsprechend weniger zubereiten.

oder

Rezept

- Maulbeerbaumblätter, ca. 100 g
- Wasser, ca. 5 ltr.

Wiederum Blätter im Wasser kochen und mit dem Absud in der Sauna kräftig abwaschen und evtl. etwas Absud als Saunaaufguß verwenden.

Dieses Bad, ob Sauna oder Gesichtsdampfbad oder Wannenbad, oft, d.h. 3 - 4 x wöchentlich anwenden.

„Aber wer Gift durch Essen oder Trinken eingenommen hat, zerstoße diese Blätter und presse ihren Saft aus und gebe dem etwas weniger Wermutsaft bei und mische dazu zweimal soviel guten und reinen Wein, und dann koche er es auch, damit es aufwallt, und wenn es hernach abgekühlt ist, trinke er nach dem Essen mäßig, aber doch oft, und jenes Gift wird er entweder erbrechen oder es wird ihn durch die Ausscheidung passieren."

Indikation:
Vergiftungen (Lebensmittelvergiftung?), Allergien auf chemische Nahrungsmittelzusätze (z.B. Farbstoff, Spritzmittelrückstände)

REZEPT

- Maulbeerblättersaft, 26 ml
- Wermutsaft, 24 ml
- Wein, 100 ml

Maulbeerblätter fein hacken und in der Reibschale zerstoßen. Den Pflanzenbrei in ein Tuch geben und den Saft auspressen. Ebenso verfahren wir mit dem Wermut. Den Saft fangen wir in getrennten Gefäßen auf, messen die benötigte Menge Saft ab, fügen den Wein hinzu und kochen kurz auf.

Von diesem abgekühlten Maulbeer-Wermut-Wein nehmen wir nach jeder Mahlzeit ca. 1 Likörglas voll und ca. 1 Stunde nach der Mahlzeit ein weiteres halbes Likörglas voll ein.

„Und es ist Üppigkeit in seiner Frucht, und jene Frucht schadet weder Gesunden noch Kranken, aber sie nützt dem Menschen mehr als sie ihm schadet."

Als Nahrungsmittel in Form von frischen Früchten oder Zubereitungen aus den Maulbeeren, Marmelade, Mus usw. ...
Maulbeeren können sogar in der Krankenkost mit eingesetzt werden, was nicht bei allen Früchten möglich ist.

Mispelbaum
(Mespilus germanica)

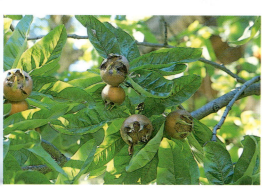

Die echte Mispel ist ein 1,5 bis 6 m hoher winterkahler Strauch, der seine weißen Blüten von Mai bis Juni hervorbringt. Sie benötigt zum guten Gedeihen neben einem sonnigen Platz mäßig feuchten, humosen Boden. Die 3 bis 5 cm großen, apfelförmigen Früchte sollen erst nach den ersten Nachtfrösten geerntet werden.

Verwendung: Mispelfrüchte
Ernte: Oktober - November

„Aber die Frucht dieses Baumes ist für gesunde und kranke Menschen nützlich und gut, wieviel man auch davon ißt, weil sie das Fleisch wachsen läßt und das Blut reinigt."

Indikation:
Abmagerung (Magersucht), Kräfteverfall, in der Rekonvaleszenz, bei Muskelschwund, als Krankenkost, zur Blutreinigung

Rezept

• Mispelfrüchte

Täglich 5 - 10 Mispelfrüchte essen.

Viele werden bei dem Wort Mispel automatisch an die Mistel denken. Die Mistel ist ein Schmarotzer, der auf Bäumen lebt und ohne Wirtspflanze nicht existieren kann. Die Mispel hingegen ist ein Baum oder Strauch, der uns mit ganz köstlichen Früchten versorgt, die aber erst nach den ersten Frösten gut schmecken, wenn sie sozusagen schon überreif sind. Dazu nehmen wir die Frucht und saugen das Fruchtfleisch aus der Hülle.

Die Mispel darf aber nicht nur von Kranken gegessen werden. Sie stellt für alle eine Bereicherung unseres heimatlichen Obstangebotes dar, denn man hat dank der Mispel auch im Winter frische Früchte.
Größere Mengen Mispelfrüchte kann man gut einfrieren, denn bereits geerntete Mispeln verderben schnell.

Ölbaum
(Olea europea)

„Der Ölbaum ist mehr warm als kalt und er bezeichnet die Barmherzigkeit. ... Aber das Öl aus der Frucht dieses Baumes taugt nicht viel zum Essen, weil es, wenn es gegessen wird, Übelkeit hervorruft und andere Speisen schlecht genießbar macht. Aber es ist brauchbar für viele Heilmittel. ...
Wenn jemand von Gicht gequält wird, lege er Rosen in dieses Öl, und wo ihn am Körper die Gicht plagt, dort salbe er sich, und es wird ihm besser gehen."

Indikation:
Rheuma und Gicht

REZEPT

- Olivenöl
- Rosenblüten

Mit diesem Öl 2 - 3 x täglich schmerzende Stellen einreiben.
Herstellung: siehe Kapitel Rose

„ ... Wenn der Krampf irgendwo im Körper den Menschen verletzt, salbe er sich kräftig mit Olivenöl, und es wird ihm besser gehen."

Indikation:
Nächtliche Wadenkrämpfe, Muskelkater

REZEPT

- Olivenöl

Die schmerzenden Stellen mit Olivenöl kräftig massieren, bis der Schmerz nachläßt, bzw. verschwindet.
Zu diesem Zweck kann auch das Rosenöl verwendet werden.

Der Olivenbaum wird bis ca. 15 m hoch und ist der wichtigste Kulturbaum des Mittelmeergebietes. In unseren rauhen Lagen kann die wärmeliebende und frostempfindliche Pflanze nur in Wintergärten oder entsprechenden Pflanzenhäusern gehalten werden. Der Olivenbaum blüht von Mai bis Juli und bildet je nach Sorte 1,5 bis 3 cm lange, grüne bis schwarzviolette Früchte – die Oliven – aus.

Verwendung: Olivenöl – Öl der Früchte
Ernte: Sommer

„Aber wenn jemand im Kopf oder in den Lenden Schmerzen hat, und wenn bei jemandem in seinem Körper, ohne daß er gefallen ist und ohne einen Stoß von selbst eine Geschwulst entsteht, dann lege er Veilchen in das vorgenannte Öl, und wo es schmerzt, salbe er sich, und wenn es eine Geschwulst ist, salbe er neben der Geschwulst und nicht auf ihr."

Indikation:
Kopfschmerz, Schmerz in den Lenden, Muskelkater, zur Behandlung von Lipomen und schmerzenden Pusteln

REZEPT

- Olivenöl
- Veilchenblüten mit Kraut

Herstellung: siehe Kapitel Rose
Schmerzende Stellen 2 - 3 x täglich einreiben. Bei der Geschwulst- und Pustelbehandlung nicht auf, sondern um die betroffenen Stellen einreiben.

Beide Heilmittel, Rosenöl und Veilchenöl, sind sehr leicht selbst herzustellen. Wir müssen die Öle zu dem Zeitpunkt ansetzen, wenn es frische Rosenblüten und Veilchen gibt, also im Frühjahr das Veilchenöl und im Sommer das Rosenöl. Beides hält sich dann gut für ein bis zwei Jahre und länger.

Pflaumenbaum
(Prunus domestica)

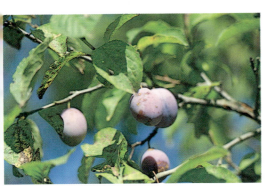

„Der Pflaumenbaum ist mehr warm als kalt, und ist auch trocken und stachelig wie ein Dorn, und er bezeichnet den Zorn. ... Aber mache auch Asche aus der Rinde und den Blättern dieses Baumes und mach aus der Asche eine Lauge, und wenn dein Kopf schuppig ist und welkt, wasche ihn oft mit dieser Lauge, und der Kopf wird geheilt werden, und er wird schön sein, und er wird viele und schöne Haare hervorbringen."

Indikation:
Haarausfall, Kopfschmerzen, hormonell bedingter Haarausfall

Der Pflaumen- oder Zwetschgenbaum wird je nach Sorte ca. 6 bis 8 m hoch und blüht von April bis Mai. Er benötigt einen warmen, sonnigen, mäßig feuchten bis trockenen, nährstoffreichen Standort. Die Früchte – deren Genuß laut Hildegard nicht ganz unbedenklich ist – reifen je nach Sorte von Juni bis in den August.

Verwendung: Rinde und Blätter
Ernte: Mai - Juni

Verwendung: Zwetschgenkerne
Ernte: Juli - August

Verwendung: Pflaumenbaumsaft
Ernte: Mai

REZEPT

• Pflaumenrinde und -blätter

Die Pflanzenteile veraschen und mit 1 EL Asche und 1/2 ltr. Wasser eine Lauge zubereiten (siehe Kapitel Arzneimittelherstellung). Dieses „Haarwasser" massieren wir nach jeder Haarwäsche in die Kopfhaut ein und lassen es 1 - 2 Stunden einwirken. Dazu wickeln wir ein großes Handtuch in Form eines Turbans um den Kopf.

Wenn der Haarausfall auf die Einnahme von Medikamenten (z.B. Hormone, Chemotherapeutica) zurückzuführen ist, kann man nach Beendigung der Therapie zur schnelleren „Wiederaufforstung" die Pflaumenaschenlauge einsetzen.

„ … Nimm daher den Saft dieses Baumes, und wenn einem Menschen die Lippen seines Mundes anschwellen oder sich aufblasen, das heißt sich aufblähen, oder wenn er Gichtanfälle davonträgt, dann binde ihm abends, wenn er schlafen geht, diesen mäßig erwärmten Saft mit einem Tuch auf die Lippen, wo es schmerzt, und tue dies oft, und jener Schmerz wird aufhören. Und wenn die Finger und die Hände von der Gicht sich ständig zitternd bewegen, der binde diesen Saft oft in einem Tuch auf die ganze Hand, und jene Geschwulst wird verschwinden."

Indikation:
Lippenschwellungen, Gichtschübe, Gichtknoten an der Hand und an Fingergelenken

REZEPT

- Pflaumenbaumwasser
- Leinenlappen, Leinenbinde

Wir ritzen im Frühjahr die Rinde des Pflaumenbaumes bis zum saftführenden Gewebe an und fangen das auslaufende Pflaumenbaumwasser in einem Fläschchen auf.
Zur Anwendung tränken wir 1 x täglich einen Leinenlappen mit dem Baumsaft und fixieren diesen über der schmerzenden Stelle.

„ … Jedoch die Frucht dieses Baumes ist sowohl für den gesunden wie auch für den kranken Menschen schädlich und gefährlich zu essen, weil sie die Melancholie im Menschen erregt und die bitteren Säfte in ihm vermehrt, und alle Krankheiten, die in ihm sind, hervorsprudeln läßt, und daher ist sie für den Menschen so gefährlich zu essen wie Unkraut …"

Die Pflaumenfrucht zählt zu den „Küchengiften". Auf ihren Genuß sollte in jedem Fall verzichtet werden.

„Aber wer trockenen Husten hat, der nehme die inneren Kerne dieser Frucht, und, nachdem die Hülse weggeworfen ist, lege er sie in Wein, und sie sollen mit Wein übergossen werden, bis sie ziemlich aufquellen, und so esse er (sie) oft, und dann soll er auch in gutem Wein eine Suppe zubereiten, und er schlürft sie, und er wird schnell geheilt werden."

Indikation:
Keuchhusten, trockener Reizhusten

REZEPT

- Pflaumenkerne, ca. 40 Stück
- Wein, 250 ml

Pflaumenkerne knacken und die inneren Kerne in Wein quellen lassen, bis sie dickbauchig geworden sind (ein bis zwei Tage). Von diesen gequollenen Kernen täglich 2 - 6 Stück kauen (Kinder weniger, Erwachsene mehr).

Zur Bereitung der Suppe nehmen wir sechs gequollene Kerne, hacken sie fein und bereiten mit diesen, 3 EL Wein (in dem die Kerne gequollen sind), ca. 100 ml gutem Wein, Dinkelmehl und Wasser die „Hustensuppe".
Diese wird 1 x täglich gegessen, bis der Husten verschwunden ist.

Am Schluß des „Pflaumentextes" gibt uns Hildegard noch an, daß alle Pflaumensorten, ob Hauszwetschge, Roßpflaume oder welche Sorte auch immer, die gleichen gesund- und krankmachenden Eigenschaften besitzen, mit dem Unterschied, daß großfruchtige Sorten größere Kraft besitzen als kleinfruchtige.

Quittenbaum
(Cydonia oblonga)

„Der Quittenbaum ist mehr kalt, und er gleicht der Schlauheit, die manchmal unnütz ist, manchmal nützlich. Aber sein Holz und seine Blätter sind nicht sehr nützlich zum Gebrauch des Menschen, und seine Frucht ist warm und trocken und hat eine gute Mischung in sich. Und wenn sie reif ist, schadet sie roh gegessen weder dem Kranken noch dem gesunden Menschen, aber gekocht oder gebraten ist sie dem Kranken und dem Gesunden sehr bekömmlich. Denn wer gichtkrank ist, esse oft diese Frucht gekocht und gebraten, und sie unterdrückt die Gicht in ihm so, daß diese weder seine Sinne abstumpft noch seine Glieder bricht noch sie preisgibt."

Indikation:
Rheuma, Gicht, als Diätmittel

REZEPT

- Quittenfrüchte, gekocht und gebraten

Quitten haben ein hervorragendes Aroma und verbreiten einen Duft, der an Rosenblüten erinnert.

Das Rheumamittel Hildegards (gebratene Quitten) schmeckt auch in der täglichen Küche ganz hervorragend.
Dazu nimmt man pro Person 1/2 - 1 Quitte (mit der Schale), achtelt sie, entfernt das Kernhaus und läßt sie ca. 1/2 Stunde bei 200° C braten.

Die ziemlich herben Früchte verlieren durch das Braten den saueren Geschmack, nicht aber das feine Aroma und schmecken warm verzehrt sehr gut. Ein Heilmittel für Feinschmecker.
Diesen Nachtisch kann man bis in den Februar hinein stets frisch zubereiten, da sich Quitten an einem kühlen Platz recht gut halten.

Die Quitte ist ein 2 bis 8 m hoher, winterkahler Strauch oder Baum, der als letztblühender Obstbaum – von Mai bis Juni – die Zeit der Obstbaumblüte beendet.

Quittenbäume sind in der Regel sehr wärmeliebend und haben etwas frostempfindliches Holz, sind aber gegen Krankheiten und Schädlinge sehr widerstandsfähig. Die Früchte sollen lange am Baum bleiben und, wenn möglich, erst nach den ersten Frösten geerntet werden. Diese werden dann zu Konfekt, Kompott, Marmelade, Gelee oder Saft verarbeitet. Alle Zubereitungen zeichnen sich durch ein herrlich erfrischendes Aroma aus. Man kann sie auch bis in den Februar hinein lagern, um täglich frische Quitten als Heil- oder Nahrungsmittel parat zu haben.

Verwendung: Quittenfrüchte
Ernte: Oktober - November

„Und wer viel Speichel auswirft, esse oft diese Frucht gekocht oder gebraten, und sie trocknet ihn innerlich, so daß der Speichel in ihm vermindert wird."

Indikation:
Übersteigerter Speichelfluß

REZEPT

- Quittenfrüchte

Die Quitten entkernen und kleinschneiden oder hobeln. Mit etwas Wasser und evtl. etwas Wein weichkochen und mit etwas Zucker und Zimt abschmecken.
Täglich 1/2 - 2 Quittenfrüchte als Nachtisch essen.

Dieses Quittenkompott kann man auf Vorrat gut einwecken.

„Aber wo in einem Menschen Geschwüre und (übelriechender) Gestank ist, koche oder brate er diese Frucht und lege sie so mit anderen Mitteln auf jene Geschwüre, und er wird geheilt werden."

Indikation:
Offene Beine (Ulcus cruris), offene, eiternde Geschwüre

Rezept

• Quittenfrüchte

Quitten in Scheiben (ca. 1 - 2 cm dick) schneiden, weichkochen und noch warm auf das Geschwür legen. Die Auflage kann mit Schafgarbenkraut wechselweise kombiniert werden.

Für die Weihnachtstage als ganz besonderen Leckerbissen kann man Quittenkonfekt selbst herstellen.
Dazu benötigen wir:
• Quitten, 1 kg
• Zucker, 1 kg
• Galgantpulver, ca. 20 g

Quitten mit Schale, ohne Kernhaus, in kleine Stücke schneiden, im Schnellkochtopf ca. 20 Minuten weichkochen, anschließend durchpassieren und 1 kg Zucker unterrühren. Dieses Zucker-Quitten-Gemisch auf kleiner Flamme ca. 1 - 2 Stunden eindicken und zwischendurch umrühren. Die abgekühlte Quittenmasse ca. 1 cm stark auf ein eingeöltes Backblech aufbringen und noch 3 - 4 Wochen auf dem Küchenschrank austrocknen lassen, anschließend in Würfel schneiden und in Dosen aufbewahren.

> **Tip:**
> Quittenkonfekt schmeckt noch erfrischender, wenn man der Quittenmasse vor dem Aufstreichen auf das Backblech ca. 20 g Galgantpulver – je nach Geschmack – untermischt.

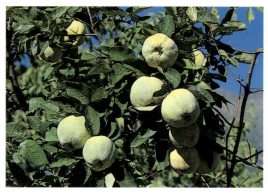

Leider gibt es immer weniger Quittenbäume, weil viele den Wert dieser Früchte vollkommen unterschätzen. Ich hoffe, daß diese Zeilen über die Heilkraft der Quitte eine kleine Anregung geben, wieder vermehrt Quittenbäume in unseren Obstgärten zu pflanzen.

Um die Auswahl der Quittenbäume zu erleichtern, möchte ich hier die gängigen Sorten aufführen. Wir unterscheiden apfel- und birnenförmige Sorten.

Zu den apfelförmigen Sorten zählen:
• „Konstantinopler" – Trägt sehr reich, ist frosthart, Früchte sind gut zu verarbeiten, der Baum ist mittelstark und wächst aufrecht.
• „Riesenquitte von Leskovac" – Sehr große gefurchte Früchte, deren Fruchtfleisch beim Kochen weiß bleibt, sehr fruchtbar.

Birnenförmige Sorten:
• „Meisterquitte" – Früchte groß, gelb und von gutem Geschmack.
• „Beretzki" – Früchte groß, gelb, stark gefurcht und sehr zuckerreich.
• „Portugiesische Quitte" – Früchte groß und leuchtend bis strohgelb, frühe und hohe Fruchtbarkeit, gut zur Verarbeitung geeignet.

Schlehe
(Prunus spinosa)

„Und ein Mensch, der gichtkrank ist, so daß ihm die Sinne schwinden und er davon verrückt wird (Urämie!) und so daß seine Glieder erlahmen, der nehme grüne oder alte (trockene) Dornen und mache mit ihnen allein ein Feuer. Und dann gebe er der Asche Nelkenpulver bei und zweimal soviel gepulverten Zimt wie Nelkenpulver. Und dann füge er gekochten und reinen Honig hinzu und mische alles mit Wein, damit die Asche das Nelkenpulver um Drittel übertreffe und auch den gepulverten Zimt. Und so bereite man einen Klartrank und trinke nüchtern mäßig, nach dem Essen aber trinke er genügend. Und das tue er oft, und die Gicht wird von ihm weichen, so daß er seiner Sinne wieder mächtig wird, und die Gesundheit seiner Glieder wird er wiedererlangen, weil dieser Trank besser als Gold ist."

Indikation:
Urämie, erhöhte Harnsäurewerte, Gicht, Urosepsis

REZEPT

- Gewürznelkenpulver, 30 g
- Schlehenasche, 40 g
- Zimtpulver, 60 g
- geschäumter Honig, 150 g
- Wein, 5 ltr.

Die Mischung aus Schlehdornasche, Nelken- und Zimtpulver rührt man nach und nach dem abgeschäumten Honig unter. Diesen Brei geben wir in Wein und kochen einmal auf. Das fertige Schlehenelixier wird durch ein Tuch abgeseiht und heiß in sterilisierte Flaschen gefüllt.

Davon trinken wir vor jeder Mahlzeit 1 EL voll und nach der Mahlzeit 1 - 2 Likörgläser voll.

Die Schlehe ist ein 1 bis 3 m hoher dornenbewehrter Strauch, der seine unzähligen weißen Blüten an den laubkahlen Ästen von April bis Mai hervorbringt. In der Natur kommt er in Gebüschen sowie an Weg- und Waldrändern vor. Die Frucht reift im Oktober, wird aber erst nach den ersten Nachtfrösten genießbar.

Verwendung: Schlehendornen
Ernte: das ganze Jahr über

Verwendung: Schlehenfrüchte
Ernte: Oktober - Dezember

„Und die Schlehenfrüchte süße mit Honig, und iß sie so gesüßt oft, und die Gicht in dir wird weichen."

Indikation:
Rheuma, Gicht

REZEPT

- Schlehenfrüchte

Die überreifen Schlehenfrüchte entkernen, in Honig einlegen und essen.
Man kann sie ab Oktober ernten oder am Strauch hängen lassen und dann bis in den Dezember hinein täglich frisch pflücken.

„ ... Aber wer im Magen schwach ist, der brate Schlehen in der Feuerflamme, das heißt, er bruzzele sie, oder koche sie in Wasser und esse sie oft, und dies führt den Unrat und den Schleim vom Magen ab."

Indikation:
Magenstärkung, schwacher, verschleimter Magen

REZEPT

- Schlehenfrüchte

Die Früchte entkernen, in wenig Wasser kochen oder am Feuer braten, leicht süßen und 1 x täglich ca. 2 EL voll warm essen.

Tanne
(Abies alba u.a.)

„Die Tanne ist mehr warm als kalt und hat viele Kräfte in sich. Und sie bezeichnet die Tapferkeit. Denn an welchem Ort auch immer Tannenholz ist, hassen und meiden es die Luftgeister mehr als andere Orte, und Zauber und Magie haben dort weniger Kraft und herrschen weniger vor als an anderen Orten. Nimm aber von der Rinde und den Blättern dieses Baumes, und schneide auch von seinem Holz einige ganz kleine Stücke, wenn der Baum grünt, so daß er seinen Saft noch nicht verloren hat, wie es im März und auch im Mai der Fall ist, und gib von diesem das halbe Gewicht Salbei hinzu, und dann koche das gleichzeitig stark in Wasser, bis es dick wird. Gib auch Butter dazu, welche im Mai von Kühen bereitet wird, dann seihe es durch ein Tuch und mache so eine Salbe. Und wenn jemand Kopfschmerzen hat, an Gicht leidet oder hirnwütig oder geisteskrank ist, und dessen Stärke im Herzen versagt, dann salbe mit dieser Salbe zuerst sein Herz, und sogleich nach dem Abschneiden seiner Haare salbe seinen Kopf mit dieser Salbe, und mache es nochmals am zweiten oder am dritten Tage, und sein Kopf wird die Gesundheit wiedererlangen, und seine Sinne kehren wieder.
Aber wenn jemand im Magen oder in der Milz Schmerzen leidet, dann salbe mit dieser Salbe wegen der Herzschwäche zuerst sein Herz, dann über dem Magen, wenn er Magenschmerzen hat oder über der Milz, wenn er dort leidet, und (die Salbe) wird durch ihre Kraft die ganze Haut durchdringen, so daß er rasch geheilt werden wird."

Indikation:
Milzschmerzen, Magenschmerzen, Kopfschmerzen, Gicht, Herzschwäche, geistige Verwirrtheit

Die Tanne ist geschützt!
Die Weißtanne ist ein bis zu 60 m hoher – und somit auch höchster – immergrüner Nadelbaum unserer heimischen Wälder. Ein sicheres Kennzeichen sind die aufrecht stehenden Fruchtzapfen und zwei silberne Streifen an der Nadelunterseite. Sie blüht von Mai bis Juni. Die Tanne braucht nährstoffreichen, mäßig feuchten Boden. Sie kann jahrzehntelang unter hohen Bäumen in deren Schatten ausharren, um sich dann bei entsprechend günstigen Lichtverhältnissen schnell und kräftig zu entwickeln. Die Tanne ist heute durch das sog. Tannensterben in ihrer Existenz bedroht und wurde in die „Rote Liste gefährdeter Farn- und Blütenpflanzen" mit aufgenommen.

Verwendung: Tannenrinde und Nadeln
Ernte: März, Mai

Verwendung: Tannenholz
Ernte: während der Vegetationsperiode

REZEPT

- Tannenrinde, -nadeln, -holz, 100 g
- Salbeiblätter, 50 g
- Wasser, 1/2 ltr.
- Mai-Kuhbutter, 150 g

Tannenrinde, -nadeln und wenig -holz und die Salbeiblätter kleinschneiden und mit Wasser „einkochen". Dem gedickten Tannen-Salbei-Brei geben wir die Butter zu und lassen das Ganze unter ständigem Rühren zusammenschmelzen. Der Festigkeit wegen kann man noch ca. 50 g Ziegenfett zugeben. Anschließend filtrieren wir diese Salbe durch ein Tuch und rühren sie im kalten Wasserbad so lange, bis sie fest wird. Das sich absetzende Wasser gießen wir ab, erwärmen die Salbe erneut und rühren sie wieder kalt. Die fertige Salbe füllen wir in kleine Salbentöpfchen und bewahren sie im Kühlschrank oder Gefrierschrank auf.

2 x täglich zuerst die Herzgegend und dann die betroffene schmerzende Stelle einreiben.

Zu diesem Rezept scheint es mir wichtig, eine Anmerkung über die Mai-Kuhbutter zu machen.

Hildegard hat – so meine ich – nicht umsonst Mai-Kuhbutter erwähnt. Der Mai ist der Monat, in dem die meisten Obstbäume blühen und auch die Wiesen einem Blütenmeer gleichen.
Wenn ich Hildegard recht verstehe, dann sollen wir die Kuhbutter verwenden, die – durch die Verdauungsarbeit der Kühe – aus der Milch dieser blühenden Maiwiesen hergestellt wurde. Wir sollten sie nicht zuletzt deshalb von einem Bauern nehmen, der zu dieser Zeit ausschließlich Grünfutter in Form von frischem Gras an seine Kühe verfüttert. Diese Milch und die daraus hergestellte Butter ist praktisch ein Konzentrat aus den Blüten der Maiwiesen. Auf keinen Fall soll die Fütterung der Kühe aus Silage – ob Mais- oder Grassilage, ob als Zusatzfutter oder Hauptfutter – bestehen. Auch eine Zugabe von Eiweißfutter (Soja ...) soll während der Zeit unterbleiben, da aus dieser Milch Butter für die Tannensalbe gewonnen wird.

„Man mache auch Asche aus Tannenholz, und damit soll man eine Lauge bereiten und den Kopf waschen. Und dies heilt den Kopf und macht die Augen klar ..."

Indikation:
unterstützende Behandlung bei Krankheiten und Schmerzen im Kopfbereich, als Augenheilmittel

Rezept

- Tannenholzasche, 2 EL
- Wasser, 1 ltr.

Aus diesen Zutaten bereiten wir uns eine Lauge (siehe Kapitel Aschen- und Laugenherstellung) und machen damit eine Kopfpackung, wie sie beim Pflaumenbaum beschrieben ist.
Zur Bereitung der Tannenholzasche verwenden wir grüne Tannenäste, die wir im Sommer abschneiden, in der Sonne trocknen lassen und die Nadeln durch Abschütteln entfernen.

„Und wer auf der Brust dämpfig ist (kurzatmig) und hustet und auch Schmerzen in der Lunge hat, so daß sie ihm geschwollen (aufgeblasen) wird und so, daß sie bereits zu faulen beginnt, der soll Tannenholz, wenn es frisch ist und wenn sein Saft noch in ihm ist, zu Asche verbrennen, doch so, daß keinerlei andere Asche beigemengt wird. Und dieser Asche soll er zweimal soviel Bibernelle und so viel Fenchel wie Bibernelle und halb soviel Süßholz wie Bibernelle (zugeben). Und koche das gleichzeitig in gutem Wein, mit Beigabe von etwas Honig. Und man soll das durch ein Säckchen seihen (abfiltrieren) und einen Klartrank herstellen, und so soll er oft trinken, und er wird die Brust reinigen und die Lunge wieder zur Genesung bringen, und so wird jener geheilt werden."

Indikation:
Eitrige Lungenentzündung, Lungenentzündung, Tbc, eitrige Bronchitis, eitriger Auswurf, Kurzatmigkeit, Lungenschmerzen (Rippenfellentzündung?)

Rezept

- Tannenholzasche, 10 g
- Bibernellewurzel, 20 g
- Fenchelkraut, 20 g
- Süßholz, 10 g
- Honig, 100 g
- Wein, 1 ltr.

Alle Zutaten ca. 10 Minuten in Wein kochen, abfiltrieren und heiß in sterile Flaschen füllen. Von diesem Tannenelixier nehmen wir oft, d.h. je nach Schwere der Erkrankung 5 - 10 mal am Tag, je 1 Likörglas voll zwischen den Mahlzeiten ein.

Ulme
(Ulmus)

Unter dem Begriff Ulme verbergen sich mehrere Bäume, die zu den Ulmengewächsen zählen, zum Beispiel: Bergulme, Englische Ulme, Flatterulme, Feldulme, Sibirische Ulme. Ulmen erreichen je nach Art eine Höhe von 15 bis 38 m. Um gut zu gedeihen, benötigen sie einen gut drainierten, mäßig feuchten, nährstoffreichen Boden und eine sonnige bis halbschattige Lage. Wie die Tanne ist auch die Ulme in ihrer Existenz durch das sogenannte Ulmensterben bedroht. In die „Rote Liste" wurden bereits die Flatterulme (Ulmus laevis) und die Feldulme (Ulmus minor) als gefährdete Arten aufgenommen.

Verwendung: Ulmenholz
Ernte: Winter, bei abnehmendem Mond

Verwendung: Ulmenblätter, frisch
Ernte: während der Vegetationsperiode, Frühjahr

„… Und wer von Gicht geplagt wird, soll von ihrem bloßen Holz ein Feuer anzünden und sich sogleich am Feuer wärmen. Und die Gicht wird zur Stunde weichen."

Indikation:
Rheuma, Gicht

Rezept

- Ulmenholz

Ulmenholz am offenen Kamin, im Lagerfeuer, im Ofen verbrennen und sich am Feuerschein wärmen. – Beim Abbrand von Ulmenholz zur Behandlung von Rheuma, Gicht und rheumaähnlichen Schmerzen soll wenigstens während der Zeit der Bestrahlung kein anderes Holz verbrannt werden, denn nur der Feuerschein von Ulmenholz hat diese Heilwirkung.

„Aber wenn einer so mit Gicht geschlagen ist, daß seine Zunge beim Sprechen versagt, lege junge und frische Blätter dieses Baumes in kaltes Wasser und gib es ihm zu trinken, und die Gicht in seiner Zunge wird weichen, und er wird die Sprache wieder erlangen. Und wer Anfälle in seinem Körper hat, das heißt Apoplexie, der trinke dieses Wasser mit den Blättern oft so gemäßigt, und die Anfälle werden verschwinden."

Indikation:
Rheuma, Gicht, Schlaganfall, Sprachstörungen

Rezept

- frische Ulmenblätter, 3 - 7 Stück
- Wasser, 1/4 - 1/2 ltr.

Die Ulmenblätter in ein Glas geben und mit kaltem Wasser auffüllen, ca. 1 Stunde stehen lassen und schluckweise über den Tag verteilt trinken. Das Ulmenwasser jeden Tag frisch zubereiten.

„Und wer nur von dem Holz ein Feuer macht und damit Wasser wärmt und in jenem Wasser badet, der entfernt die Bosheit und den bösen Willen, das heißt die üble Gesinnung, von sich und (das) gibt ihm Wohlwollen und macht seinen Sinn fröhlich."

Indikation:
Jähzorn, Zorn, Neid, Engherzigkeit, Lügenhaftigkeit, Streitsucht, Habsucht, Spottsucht, bei allen Lastern, die der Charitas entgegenstehen

Rezept

- Ulmenholz
- Wasser, ca. 50 ltr.

Das Wasser am Ulmenholzfeuer wärmen und 1 - 2 x wöchentlich darin baden. Die alten Badeöfen mit Heizuntersatz kann man dafür sehr gut verwenden, allerdings darf für dieses Gesundheitsbad ausschließlich Ulmenholz zum Abbrand verwendet werden.

Weinrebe
(Vitis vinifera)

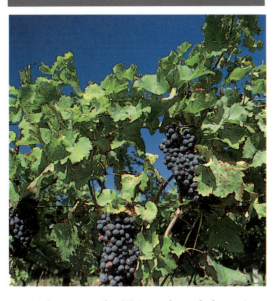

Alle wildwachsenden Pflanzen sind geschützt! Die ausdauernde, kletternde Pflanze erreicht eine Länge von ca. 5 bis 30 m. Sie wird in Weingärten, an Hauswänden oder an Klettergerüsten kultiviert. Die gelblichgrünen Blüten, die sich an einem 4 bis 10 cm langen Stiel in dichten Rispen bilden, erblühen von Mai bis Juli. Die sich daraus entwickelnden Beeren können grün, gelb, rot oder blau gefärbt sein, haben einen Durchmesser von 5 bis 25 mm und schmecken in reifem Zustand angenehm süß und saftig.

Verwendung: Rebstockwasser
Ernte: April - August bei zunehmendem Mond

Verwendung: Rebholzabschnitte
Ernte: Februar

Zur Kultivierung des Weinstockes erhalten wir von Hildegard folgenden Rat:

„Auch wenn die Rebstöcke der Weinberge zur Kultur geschnitten werden, erlangen sie größeren Nutzen und eine größere Fruchtfülle, wenn sie bei abnehmendem Mond geschnitten werden als bei wachsendem Mond, denn wenn sie mehr bei zunehmendem Mond geschnitten werden, wird ihnen umso mehr Saft und Harz entströmen. Und so wird der Rebstock ein klein wenig trockener sein, als wenn er bei abnehmendem Mond beschnitten worden wäre, weil dann seine Kraft im Inneren verbleibt und die Schnittstelle bis zum wachsendem Mond wieder verwächst und erhärtet."

Rebstöcke werden in der Regel im Februar bei abnehmendem Mond beschnitten.

„Aber wenn das Fleisch um die Zähne fault, und wessen Zähne schwach sind, der schütte warme Rebasche in Wein und putze damit die Zähne und das Zahnfleisch."

Indikation:
Zahnfleischschwund, Parodontose, Zahnfleischbluten, Zahnfleischentzündung

Rezept

- Rebasche, 1 EL
- Wein, 1/2 ltr.

Warme Rebasche in den Wein geben, kräftig umschütteln und diese „Rebaschen-Zahnpflege" nach jeder Mahlzeit zum Zähneputzen verwenden und dabei auch das Zahnfleisch leicht damit massieren.

Aschenherstellung siehe Kapitel Arzneimittelherstellung (Pflanzenaschen).
Wollen wir Rebaschen-Zahnpflege aus bereits erkalteter Rebasche herstellen, so erwärmen wir die Asche auf einem Backblech ca. 10 Minuten lang bei 200 - 250° C und geben dann diese erhitzte Asche in den Wein.

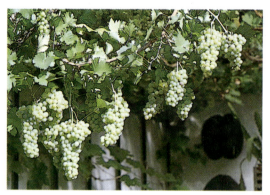

„Daher soll der Mensch sie (die weiter ausfließenden Rebtropfen) in einem Töpfchen auffangen und ihnen Olivenöl beigeben. Und wenn er Ohren- oder Kopfschmerzen hat, soll er sich damit salben, und es wird ihm besser gehen."

**Indikation:
Kopfschmerzen, Ohrenschmerzen, Mittelohrentzündung, Ohrschmerz zahnender Kinder**

Rezept

- Rebstockwasser, 10 ml
- Olivenöl, 10 ml

Das Rebstockwasser mit dem Olivenöl vermischen und vor jeder Anwendung kräftig aufschütteln. Die schmerzenden Stellen mit den öligen Rebtropfen leicht massieren. Bei Ohrenschmerzen soll man die Tropfen nicht in den Gehörgang einträufeln, sondern nur um die Ohren einreiben.

„Die Weinrebe hat feurige Wärme. Und wenn jemand trübe Augen hat, dann bestreiche er mit den Tropfen, die aus der Rebe beim Abschneiden des Schoßes fließen, seine Lider und lasse auch etwas ins Auge eindringen. Und das tue oft, und das macht die Augen ohne Zweifel klar. Wenn der Rebschoß zum ersten Mal von der Rebe abgeschnitten wird, sind jene Tropfen, die dann von morgens bis mittags aus jenem Einschnitt fließen, gut und nützlich für die Klarheit der Augen."

**Indikation:
Sehschwäche, Bindehautentzündung, Sehstörungen**

Rezept

- Rebstockwasser

2 - 3 x täglich Augenlider mit Rebstockwasser befeuchten (2 - 3 Tropfen).

Zum Sammeln des Rebstockwassers für das Augenmittel nehmen wir ein Glasfläschchen mit Tropfeinsatz (30 - 50 ml). Wir entfernen den Tropfeinsatz und hängen es so an den Weinstock, daß die Tropfen eines am Morgen frisch angeschnittenen Rebschoßes in das Fläschchen fallen. Von diesem Schoß sammeln wir nur an diesem ersten Tag von der Früh bis Mittag. Dann nehmen wir das Fläschchen ab und verschließen es. Wollen wir am nächsten Tag wieder Rebtropfen für die Augenbehandlung sammeln, so müssen wir einen anderen Rebschoß anzapfen.

Den Saft, der die Tage danach noch aus dem Ausschnitt fließt, sammeln wir in einem anderen Fläschchen. Diesen verwenden wir zur Herstellung der öligen Rebtropfen.

Zypresse
(Cupressus semper virens)

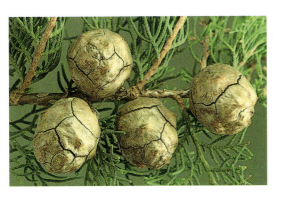

„Die Zypresse ist sehr warm und bezeichnet das Geheimnis Gottes. Und wer Magenschmerzen hat, der nehme ihr Holz, ob es grün oder dürr ist, schneide etwas in Wein und koche (es), und so trinke er oft nüchtern, und es wird ihm besser gehen."

Indikation:
Magenschmerzen

Rezept

- Zypressenspäne, 2 - 3 EL
- Wein, 1 ltr.

Zypressenholz in Wein kochen, abseihen und heiß in sterile Flaschen abfüllen.
Täglich vor jeder Mahlzeit ein Likörglas voll trinken.

Die Zypresse ist auch ein Sammelbegriff für mehrere bis 30 m hohe Bäume, die vor allem im Mittelmeergebiet und in wärmeren Regionen verbreitet sind.
Vorsicht: Nicht mit den bei uns häufigen Scheinzypressen verwechseln!

Verwendung: Zypressenholz
Ernte: das ganze Jahr

Verwendung: Zypressenzweige mit Blättern
Ernte: während der Vegetationsperiode

„Aber auch wer schwach ist oder sogar am ganzen Körper ermattet, der koche die Zweige mit den Blättern in Wasser, und er nehme in diesem Wasser ein Bad, und er nehme es oft, und er wird geheilt werden und seine Kräfte wiedererlangen."

Indikation:
allgemeine Körperschwäche, hormonell bedingte Schwächezustände (M. Addison?), in der Rekonvaleszenz

Rezept

- Zypressenzweige, ein Bund
- Wasser, ca. 80 ltr.

Zypressenzweige ca. 20 Minuten in Wasser kochen, abseihen und in dieser Zypressenabkochung 3 - 5 x wöchentlich baden.
Für jedes Bad eine frische Abkochung herstellen.
Die ausgelaugten Zypressenzweige können kompostiert werden.

ANHANG
Register

A

Abmagerung 44, 54, 111
Abortus 101
Abstumpfung von Gehör-, Geruchs- und Geschmackssinn 89
Abszeß 42
Akne 68, 109
Allergie 45, 59, 97, 110
Allergiefieber 45
Alpdrücken 77
Alptraum 35
Angina pectoris 46
Aphonie 56
Arthritis 80
Arthrose 80
Arzneimittelvergiftung 71
Asthma 52, 60
Atembeschwerden 95
Atemgeruch 44
Atemnot 60
Augenheilmittel 28, 34, 44, 82, 119
Augenkrankheit 97
Augentrübung 92
Auswurf, eitrig 100, 119
Auszehrung 54

B

Bandscheibenvorfall 85
Bauchschmerzen 36, 52, 74, 106
Bauchwassersucht 48
Bettnässen 73
Bindehautentzündung 92, 122
Blähungen 94
Blasensteine 51
Blutarmut 103
Bluthochdruck 48
Blutreinigung 34, 63, 95, 111
Bronchitis 27, 38, 86, 100, 119
Brustdrüsenerkrankung, geschwürig 83
Brustentzündung 42
Brustfellentzündung 34, 59
Brustschmerzen 53, 56

C

Cerebralsklerose 50, 51
Cholera 66
Coronarsklerose 41, 50, 51

D

Dämpfe, giftig 73
Darmkolik 54
Dekubitus 42
Depression 31, 45, 56, 67, 77, 82, 83, 86, 88, 89, 104
Dermatitis 68

Durchblutungsstörungen 46, 108
Durchfall 66
Dyspepsie 31
Dystonie, veget. 82

E

Eingeweideschmerzen 33, 36, 52
Eingeweidewürmer 106
Einschlafschwierigkeit 67
Ekzeme 68
Enteritis 66
Entzündungsherde 52, 87
Erbrechen 65
Erkältung 27
Erkrankung, zehrend 40, 47
Ermüdbarkeit 46
Ernährungsstörung 108

F

Fettleber 108
Fieber 27, 39, 61
Fleischwunde 76
Freudlosigkeit 83
Furunkel 42

G

Gastritis 31, 105
Gefäßerweiterung 103
Gelbsucht 29, 39
Geruchsbelästigung 73
Geschwür 42, 51, 106, 116
Gesundheitsmittel 97
Gicht 32, 72, 80, 98, 99, 102, 107, 112, 115, 117, 118, 120
Gichtknoten 114
Gichtschub 114
Gift 71, 110
Glaskörpertrübung 92
Gliederzittern 90
Gürtelrose 42

H

Haarausfall 113
Halsaderschwellung 59
Halsentzündung 30
Hämorrhoiden 32
Harnsäurewert, erhöht 117
Harnverhalten 69
Haut, unrein 68, 79
Hautausschlag 68, 78, 79, 96, 109
Hautgeschwür 83
Hautkrankheiten 51, 62
Heiserkeit 56, 82
Hepatitis 104
Herzdruck 77
Herzinfarkt 40, 67
Herzkräftigung 50
Herzschmerz 41, 43, 46, 51, 67, 104
Herzschwäche 50, 51, 56, 86, 118

Herzsensationen 46
Herzstechen 46
Hexenschuß 85
Hormonstörung 52, 95
Hornhauttrübung 92
Husten 30, 38, 52, 59, 86
Hypertonie 44, 59
Hypotonie 44
Hysterie 57

I/J
Insektenstich 84
Ischialgien 85
Jähzorn 72, 80, 102, 107, 120
Juckreiz 62
Juckreiz nach Insektenstich 84

K
Kachexie 54
Käseunverträglichkeit 65
Katarrh 27, 34, 38
Kehlkopfentzündung 42
Keuchhusten 114
Klimakterium 31, 57
Knalltrauma 48, 49
Knochenbruch 84
Koliken 53, 54
Konzentrationsschwäche 37, 104, 108
Kopfbrummen 48
Kopfkrankheit 104, 119
Kopfschmerz 48, 51, 53, 83, 93, 95, 104, 108, 112, 113, 118, 122
Körperreinigung 95
Körperschwäche 47, 103, 123
Kraftlosigkeit 40, 44, 46, 47, 54, 90, 111
Krankenkost 110, 111
Krätzmilbe 109
Kreislaufschwäche 46, 86
Kropf 42
Kurzatmigkeit 81, 119

L
Lähmung 63
Lebensmittelvergiftung 71
Lebererkrankung 52, 108
Leberinsuffizienz 104
Leberschmerz 81, 88, 104
Lebervergrößerung 104
Leberzirrhose 104, 108
Lernschwierigkeit 57, 81, 104, 108
Lippenschwellung 114
Luftverschmutzung 73
Lungenaffektion 83
Lungenemphysem 60, 108
Lungenentzündung 28, 52, 108, 119
Lungenkrankheit 86, 108
Lungenödem 60
Lungenschmerz 28, 81, 100, 119

Lungenverhärtung 51

M
M. Ménière 49
M. Parkinson 51, 80, 90
Magen, verdorben 33, 37, 65, 71
Magen-Darm-Krankheit 74, 107
Magenfunktionsstörung 86
Magenschleimhautentzündung 33, 64
Magenschmerz 33, 46, 55, 64, 70, 105, 118, 123
Magenstärkung 117
Magenverschleimung 31, 37, 117
Magersucht 40, 44, 47, 54, 111
Mandelentzündung 27, 30, 42
Manien 82
Melancholie 31, 45, 67, 70, 77, 83, 86, 88, 114
Menstruationsstörung 35, 52
Migräne 28, 93, 95
Milzschmerz 67, 105, 118
Milzvergrößerung 105
Mittelohrentzündung 122
Monatsfluß 35, 51
Mucoviscidose 38, 52
Müdigkeit 108
Mumps 42
Muskelkater 112
Muskelschwund 47, 111
Muttermal 83

N
Narbennachbehandlung 83
Nasennebenhöhlenentzündung 89
Nasenpolypen 89
Nasenschleimhautschwellung 89
Nervenleiden 63, 89, 104
Nervenschwäche 50, 51, 57
Neurodermitis 68, 106
Neurosen 63
Neurovegetative Störungen 63
Nierenbeckenentzündung 70
Nierenschmerz 70
Nierenschwäche 86
Nierensteine 51

O
offene Beine 116
Ohrensausen 49
Ohrenschmerz 122
Ohrschmerz zahnender Kinder 122
Operation 75, 76
Organschwäche 103

P
Parodontose 121
Pilzvergiftung 71
Präanceröses Rheumatoid 54
Prostata-Harnträufeln 51
Prostatavergrößerung 69

Psoriasis 106
Psychose 77
Pusteln 109, 112

R
Rachenentzündung 30
Reinigung des Körpers 95
Reizbarkeit 31
Reizhusten 114
Rekonvaleszenz 103, 111, 123
Resorptionsstörung 33, 34
Rheuma 32, 80, 98, 99, 102, 107, 112, 115, 117, 120
Rippenfellentzündung 38, 59, 86, 119
Rißwunde 75
Rückenschmerzen 46, 51, 85
Ruhr 66

S
Säftehygiene 95
Säftereinigung 89
Salmonellose 71
Schädigung durch Umweltgifte 73
Schilddrüsenüberfunktion 59
Schizophrenie 63
Schlafstörung 35, 62
Schlaganfall 40, 120
Schleim 27, 34, 37, 44, 52, 74
Schmerzmittel 53
Schnittwunde 75
Schnupfen 27, 34
Schulprobleme 81
Schüttelfrost 31
Schwächezustand 40, 53, 123
Schwachsichtigkeit 92
Schwangerschaftserbrechen 65
Schweiß 44, 51
Schwermut 31
Sehschwäche 122
Sehstörung 122
Seitenschmerzen 51
Seitenstechen 46
Sekretionsstörung des endo- und exokrinen Drüsenapparates 74
sexuelle Überreizung 57
Silicose 51
sklerotische Zustände im Kopfbereich 63
Sonnenbrand 58
Speichelfluß, übersteigert 115
Spinalsklerose 51, 85
Sprachstörung 120
Stichwunde 75
Stimmlosigkeit 56
Stimmungsschwankung 45
Stockschnupfen 51
Stoffwechselschlacken 50
Stoffwechselstörung 50, 51, 95
Strahlenbehandlungen 58
Strahlungsschäden 58

substernale Schmerzen 56
Suchtentwöhnung 82

T
Tbc 28, 86, 108, 119
Tierseuche 103
Trägheit 63
Traurigkeit 63, 88, 104

U
Übelkeit 65
Ulcus cruris 42, 116
Unwohlsein 73
Urämie 117
Urinabgang, unkontrolliert 73, 99
Urosepsis 117

V
Verbitterung 51
Verbrennung 58
Verbrühung 58
Verdauungsbeschwerden 51, 99
Verdauungshilfe 65, 94
Verdauungsschwäche 44, 99
Verdauungsstörung 32, 33, 39, 44, 74, 82, 86
Vergeßlichkeit 37
Vergiftung 110
Vergiftungserscheinungen, akut 71
Vergiftung durch Chemikalien 71
Verhärtungen infolge Gifteinwirkung 51
Verletzung 75
Verschleimung 27, 34, 38
Verstopfung 32
Verwirrtheit, geistig 118
Verzagtheit 104
Virusgrippe 40
Völlegefühl 64, 70, 73

W
Wadenkrampf 112
Wanderschmerz 54
Warze 78
Wetterfühligkeit 44
Windeldermatitis 99
Wunde, eitrig 42
Wunde, oberflächlich 76
Wunde, tief 76
Wundliegen 99

Z
Zahnfleischbluten 121
Zahnfleischentzündung 121
Zahnfleischschwund 121
Zahnschmerzen 87
Zahnwurzelgranulom 87
Zittern 51
Zorn 120
Zysten 50, 51

Bezugsquellen für Hildegard-Heilmittel und Kontaktadressen
(bitte jeweils Bestell-Listen anfordern)

Deutschland

- Holstein Naturkost GmbH,
  Zum Riesenberg 6a, 78476 Allensbach
- Jura Naturheilmittel, Wolfgang Gollwitzer,
  Nestgasse 2, 78464 Konstanz
- Mühldorfer Naturkostmühle GmbH,
  Mühlenstr. 15, 84453 Mühldorf/Inn
- Max-Emmanuel-Apotheke, Belgrad-Str. 21,
  80796 München
- Naturwaren Karin Schiller, Pecheigen 1,
  84384 Wittibreut

Dinkelbier:
- Apostelbräu, Eben 11 - 15, 94051 Hauzenberg

Wein aus biolog. Anbau:
- Weingut Stephanshof (Bioland-Hof),
  Reinhold Kiefer & Sohn, Jahnstr. 42,
  67487 St. Martin/Weinstraße

Österreich

- Fa. Hönegger GmbH, Esperding 3,
  A-5232 Kirchberg bei Mattighofen
- Posch Helmut, Weinbergweg,
  A-4880 St. Georgen im Attergau

Schweiz

- Hildegard Vertriebs AG,
  Aeschenvorstadt 24, CH-4010 Basel

Samen- und Pflanzenbezugsquellen

- Fa. Blauetikett Bornträger GmbH, 67591 Offstein
- Fa. Conrad Appel, Abt. Wildpflanzensamen,
  Bismarckstr. 59, 64293 Darmstadt
- Fa. „Berg Garten Wildkräuter", Wolfhart Lau,
  Lindenweg 17, 99518 Großherrischwand
- Fa. Baumgartner Baumschule (seltene, alte Obstsorten), 84378 Nöham bei Pfarrkirchen
- Fa. Brenninger Baumschule (seltene, alte Obstsorten),
  Hofstarring 57, 84419 Steinkirchen

Laborausrüstung, Zubehör:
- Fa. Stengelin, Grünaustr. 13a, 94032 Passau

Bildnachweis:
Dr. Hans-Christian Friedrich, München: S. 29, 46, 54, 63, 89, 90, 122
Prof. Dr. Jürke Grau, München: S. 64, 81
Andreas Riedmiller, Oberzollhaus/Allg.: S. 38, 39, 43, 44, 50, 52, 56, 58, 67, 69, 71, 72, 77, 80, 82, 87, 88, 92, 93, 94, 95, 97, 98, 99, 100, 102, 105, 108, 109, 111, 116, 121, 123
Wolfgang und Otto Willner, Moosburg: S. 31, 32, 49, 78, 85, 113
Wilhelm Zimmermann, Germering: S. 41
Siegfried Hagspiel, Augsburg: S. 61, 68, 83
V-Dia Verlag, Heidelberg: S. 48
Reinhard Schiller, Wittibreut: S. 27, 28, 33, 36, 37, 45, 47, 57, 59, 60, 62, 70, 73, 79, 101

Der Autor
Reinhard Schiller ist Heilpraktiker und lebt mit seiner Familie auf einem kleinen Bauernhof in Niederbayern. Die ganze Familie widmet sich der Milchschaf-Zucht, der Bienenhaltung, dem Dinkelanbau und – für den Hausgebrauch – der Anzucht und Vermehrung von Heilkräutern, die für die Hildegard-Heilmittel benötigt werden.
Nachdem der Autor durch „Zufall" die großartige Wirksamkeit der von Hildegard überlieferten Rezepturen am eigenen Leib verspüren durfte, stellte er seine Behandlungsmethode konsequent auf Hildegard-Medizin um. So werden in seiner Praxis ausschließlich Hildegard-Heilmittel und die Ernährungstherapie nach Hildegard eingesetzt sowie die bei ihr beschriebenen Ausleitungsverfahren angewendet.

Adresse:
Reinhard Schiller, Pecheigen 1, 84384 Wittibreut

Literaturhinweise

Werke der hl. Hildegard

„Causae et curae" (lat.), Neudruck durch die Basler Hildegard-Gesellschaft, Basel 1980
„Heilwissen" (Übersetzung zu „Causae et curae"), Pawlik, Augsburg 1989
„Physica" (lat.), Patrologia Latina Band CXCVII, Basler Hildegard-Gesellschaft
„Heilkraft der Natur" (Übersetzung der „Physica"), Portmann, Augsburg 1991
„Scivias" (deutsche Übersetzung), Storch, Augsburg 1990
„Welt und Mensch" (Übersetzung zu „Liber divinorum operum"), Schipperges, Salzburg 1965
„Mensch in der Verantwortung" (Übersetzung zu Liber vitae meritorum"), Schipperges, Salzburg 1972/1985
„Briefwechsel", Führkötter OSB, Salzburg 1965
„Lieder", Barth/Ritscher/Schmidt-Görg, Salzburg 1969

Zur Medizin der hl. Hildegard

Hertzka Dr. Gottfried:
- *So heilt Gott*, Stein am Rhein 1970
- *Wunder der Hildegard-Medizin*, Stein am Rhein, 6. Auflage 1988

Hertzka Dr. Gottfried / Strehlow Dr. Wighard:
- *Die Küchengeheimnisse der heiligen Hildegard*, Freiburg 1984
- *Die Edelsteinmedizin der heiligen Hildegard*, Freiburg 1985
- *Handbuch der Hildegard-Medizin*, Freiburg 1987
- *Große Hildegard-Apotheke*, Freiburg 1989

Posch, Helmut:
- *Was ist Hildegard-Medizin?*, St. Georgen/im Attergau 1983

Schiller, Reinhard:
- *Hildegard Medizin Praxis*, Augsburg 1990

Biographie:

Gronau, Eduard:
- *Hildegard von Bingen*, Stein am Rhein 1985

Heil- und Nutzpflanzen – Nachschlagewerke

- E. F. Heger: *„Handbuch des Arznei- und Gewürzpflanzenbaus"*, Thun 1956
- Georges Boros:
  - *„Unsere Küchen- und Gewürzkräuter"*, Stuttgart, 4. Aufl. 1984
  - *„Heil- und Teepflanzen"*, Stuttgart, 3. Aufl. 1980
- Heiner Schmid: *„Obstbaumschnitt"*, Stuttgart 1978
- Peter Oldale: *„Gartenpflanzen richtig vermehren"*, München, Bern, Wien, 2. Aufl. 1977
- B. Geier: *„Biologisches Saatgut aus dem eigenen Garten"*, Gerken 1982
- Luca-Winkelmann: *„Anleitung zum Obstbau"*, Stuttgart 1944
- G. Siebeneicher: *„Ratgeber für den biologischen Landbau"*, München 1985
- Abtei Fulda: *„Obstbau-Kalender auf biologischer Grundlage"*, Fulda 1977
- K. Ebert: *„Arznei- und Gewürzpflanzen"*, Stuttgart 1982
- I. Gabriel: *„Kräuter und Heilpflanzen im Biogarten"*, Niedernhausen 1988
- M. Müller / C. Stauch: *„Das Trockenbuch"*, Badenweiler 1983
- Bayerisches Landesamt für Umweltschutz: Heft 72: *„Rote Liste gefährdeter Farn- und Blütenpflanzen Bayerns"*, München 1987
- Braun / Frohne: *„Heilpflanzenlexikon für Ärzte und Apotheker"*, Stuttgart 1987
- Zepernick, Langhammer, Lüdcke: *„Lexikon der offizinellen Heilpflanzen"*, Berlin 1984
- H. Diener: *„Fachlexikon abc Arzneipflanzen und Drogen"*, Thun 1989
- Aichele: *„Was blüht denn da?"*, Stuttgart, 43. Aufl. 1981
- Schönfelder: *„Der Kosmos Heilpflanzenführer"*, Stuttgart 1981
- Michell, Wilkinson: *„Pareys Buch der Bäume"*, Hamburg – Berlin 1982
- Laux: *„Wildbeeren und Wildfrüchte"*, Stuttgart 1982
- Buff / von der Dunk: *„Giftpflanzen in Natur und Garten"*, Augsburg 1980